山东省名校建设成果系列教材

供药学相关专业使用

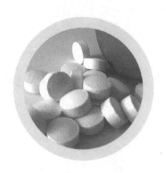

药物检测
技术实训教程

Yaowu Jiance Jishu Shixun Jiaocheng

王 缨 主 编

邹小丽 副主编

山东人民出版社

全国百佳图书出版单位 国家一级出版社

编委会成员名单

主　编　王　缨（山东药品食品职业学院）

副主编　邹小丽（山东药品食品职业学院）

编　者　（以姓氏笔画为序）

丁晓红（山东药品食品职业学院）

刘长宏（山东新华制药股份有限公司）

任玉红（山东药品食品职业学院）

张美蓉（山东新华制药股份有限公司）

前　言

本教材以教育部〔2006〕16 号文为依据,针对药品质量检验岗位工作,以典型工作任务为载体,以药品检验流程为主线,基于工作过程进行教学设计,以培养学生准确无误地完成药品检验任务的能力为宗旨,实现课程能很好地为药品检验岗位服务的教学目标。

《药物检测技术》是药学相关专业的一门核心专业课程,培养面向药品生产企业的质量检验部门、医院药剂科质检室、药检所、医药公司分析岗位以及基层食品药品监督检验部门等相关岗位,能从事药品原料、辅料、半成品、成品的分析检验及药品质量管理工作的高素质技能型人才的职业能力课程。

本教材按项目编排,共分四个项目,包括检验前的准备、单项训练、药物制剂检查技术、综合训练;每个项目下面分成几个模块,每个模块按照教学目标、能力标准、基础知识、实际操作进行编排。另外附录附有仪器操作规程及检验记录模板供参考。

本教材努力体现以下特点:

1. 突出课程教学的职业性和实践性

在完成任务的过程中,将岗位职责、工作素质、基本知识穿插于其中,完全实现教学过程任务化和工作化。

2. 采取项目化教学

编写体例与岗位工作模式完全一致,真正体现了教学项目岗位化、教学内容任务化、内容形式职业化的特色。

3. 遵从认知规律

按照检验流程设计教学,符合认知规律:从简到繁,从检验前准备、单项训练到综合训练。

本教材在编写过程中,进行充分调研,得到山东新华制药股份有限公司、齐都药业、山东省药品检验所等单位的大力帮助,在此表示感谢。

由于编者水平有限,加之时间仓促,不足之处在所难免,恳请广大师生不吝批评指正。

目 录

项目一　检验前的准备工作

一、教学目标

1. 知识日标

(1)能够正确理解和执行药品质量标准。

(2)掌握取样的概念和原则,掌握药品检验工作的机构和基本程序。

(3)掌握药品检验管理规程和药品检验基本流程。

2. 能力目标

(1)能正确理解和执行药品质量标准。

(2)能正确规范进行取样、留样和填写各类记录。

(3)能独立按照 SOP 准备实验、配制溶液、规范填写相关记录。

3. 素质目标

(1)具有较强的质量意识和严谨求实、客观公正的职业素质。

(2)具备统筹工作内容、制订工作计划并实施的能力。

(3)具备自主学习的能力及可持续发展的能力。

二、基础知识

1. 物料取样管理规程

(1)取样量:指一次抽取的样品总量,一般为一次全检量的 3 ~ 5

倍;贵细药材取一次全检量的 2~3 倍。需要留样物料的取样量、特殊留样物料的取样量可执行相应的取样操作规程。

（2）取样操作：

①原辅料、包装材料的常规取样及无菌取样：

QA 人员接到仓库开具的物料请验单时,应尽快到取样现场取样。QA 人员到达现场后应首先核对实物与请验单上各项内容是否相符、包装是否相符,原药材取样前,应注意品名、产地、规格及包件式样是否一致,检查包装的完整性、清洁程度以及有无水迹、霉变或其他物质污染等情况,详细记录,准确一致后,按规定方法计算取样量,凡有异常情况的包件,应单独取样检验。对已取样的物品容器贴好取样证,及时填写物料取样及退库记录。

②半成品（中间体）取样：

半成品（中间体）系指生产过程中流转的产品,QA 人员在接到生产部门（车间）的请验单后按批次在生产结束时或在生产过程的前、中、后期取样（具体取样按工序质量监控点执行）,并及时填写半成品取样记录,对已取样的物品容器贴好取样证。

在特殊情况下,半成品（中间体）工序需要进行增加检验的,由 QA 主管及 QA 人员决定抽检次数。若生产人员取样送检,QC 人员有权拒绝检验。

③成品取样：

QA 在产品外包装工序抽样,并及时填写成品取样记录。

（3）取样件数：

①中药材按批随机取样,设总包件数为 n。当 $n \leqslant 5$ 时,逐件取样;当 $5 < n \leqslant 100$ 时,取样 5 件;当 $100 < n \leqslant 1\,000$ 时,按 5% 取样;当 $n > 1\,000$ 时,超过部分按 1% 取样。

②贵细药材,逐件取样。

③成品、中间产品、辅料、包装材料,按进货件数随机取样,不

同批号分别取样,设总件数为 n。当 $n \leqslant 3$ 时,逐件取样;当 $3 < n \leqslant$ 300 时,按 $\sqrt{n} + 1$ 取样;当 $n > 300$ 时,按 $\sqrt{n}/2 + 1$ 取样。

3④纯化水、处理后的污水的取样,依据水质检测请验单上的要求,按照相关的操作规程进行取样。要用干燥、洁净的工具取样和盛放水样。

⑤沉降菌取样,依据空气净化系统检测请验单上的要求,按照沉降菌检测标准操作规程规定取样。

(4)注意事项:

①取样要有代表性,必须严格按照制定的取样标准操作规程进行取样。如需要复检,应按原操作规程取样。

②固体物料取样用干净的不锈钢探子、勺、空心棒或无毒塑料管,分容器部位的上、中、下分层取样,取出的样品放入清洁、干燥的塑料袋或广口瓶中,并标识。需要分样的,应在取样时按照要求进行分样处理。

③液体品种取样,首先要混合均匀,如容器底部有沉淀应反复搅拌,再用干净的称液管或硬质的玻璃管取样,所取样品放入带盖玻璃瓶中并标识。需要分样的,应在取样时按照要求进行分样处理。

④直接入制剂的物料、中间产品需要在取样车或洁净区取样,样品放在已灭菌(需要做微生物限度检测者)的容器内封口并标识。

⑤内包装材料取样后的样品应存放于洁净的塑料袋内,并标识。外包装材料的样品检查后,应留一份作为留样,其余的应退还给物料管理部门。不合格的外包装材料不能退回。

⑥检验完毕后,剩余的原辅料样品除需留样外,其余的应销毁处理;包装材料留少量有代表性的样品,其余返回仓库。

⑦取样员在取样后应做好取样记录,并对取样物料做好取样标志。

2. 留样管理规程

（1）留样室环境：

①留样室应干燥、通风、避光。

②室内有温度计、湿度计与排风设施。

③阴凉留样室内应设有空调，保证室内达到需阴凉贮藏的药品的贮藏条件。

（2）留样工作程序：

①留样样品的接收：

取样员应及时将所留样的品种送交专职留样员，留样员现场检查样品封口是否完好，外标签标记是否清楚，合格后留样员填写"留样样品台账"，内容包括品名、批号、数量、留样人、留样日期。

②留样样品的保存：

样品应分类编号放整齐。原料药留样包装应与产品包装相同或使用模拟包装，应保存在与产品标签说明相符的条件下。

③留样样品留样观察期限：

干浸膏粉、生药粉观察至保存期满；中药材为检验合格后半年；半成品为检验合格后3个月；原辅料、成品为有效期后一年。

④留样员每天上、下午各检查一次温、湿度，并记录。

⑤样品在留样观察期间如需抽样时，需填写"留样样品领用记录"，发现有异常情况应及时报告主管负责人和有关部门人员研究解决。

⑥超过留样期限的样品要销毁，由留样观察员填写"留样样品销毁申请单"，写明需销毁的品种、数量以及销毁原因、销毁办法等报质量管理部负责人批准后，在质量管理部检查员的监督下，由留样观察员销毁并填写"留样样品销毁记录"。

3. 药品质量标准

（1）药品质量标准：

药品质量标准是国家对药品的质量、规格和检验方法所做的技术性规定,是保证药品质量,进行药品生产、经营、使用、管理及监督检验等部门共同遵循的法定依据。

各级质量控制部门依据质量标准提供的方法进行分析检验,检验结果依据质量标准的规格进行判别,从而控制药品质量。

(2)我国现行药品质量标准体系:

①法定药品质量标准:《中华人民共和国药典》(2010年版)和国家食品药品监督管理总局颁发的药品质量标准(简称局颁标准),二者均属于国家药品质量标准,具有等同的法律效力。

②临床研究用药品质量标准:为了保证临床用药的安全和临床结论的可靠性,由国家食品药品监督管理总局批准,由新药研制单位根据临床前研究结果制定的一个临时标准。仅限在新药研制单位和临床单位间使用,只在临床试验期间有效。

③暂行或试行药品质量标准:新药经临床试验后,报试生产时所制定的药品质量标准,即暂行药品质量标准。该标准运行2年后,如果药品质量稳定,则药品转为正式生产,该标准为试行药品质量标准。

④企业标准:非法定标准,仅在企业内部质量管理与控制中有约束力。

(3)药品质量标准的内容:

①名称:应包括中文名、英文名、汉语拼音、化学名称。

②性状:药品的性状是药品质量的重要表征之一。性状项下记载了药品的外观、臭、味和一般稳定性情况、溶解度及物理常数等。

外观:是对药品的色泽和外表感观的规定。

臭、味:药品本身所固有的气、味,如:薄荷、甘草、樟脑等,而非混入残留有机溶剂的异臭和异味。

一般稳定性:药物是否具有引湿、风化、遇光变质等与贮藏有关的性质。

溶解度及物理常数:一定程度上反映了物质的纯度。

③鉴别:验证药品的真伪。

④检查:检查项下包括药品的有效性、均一性、安全性与纯度要求四个方面。

有效性的检查:是检查与药物疗效有关的项目。如颗粒细度、晶型等。

均一性的检查:是检查同一批产品的质量是否均匀一致,如含量均匀度、重量差异检查等。

安全性的检查:是检查某些对生物体产生特殊生理作用并严重影响用药安全的杂质。如异常毒性、无菌、热原、细菌内毒素、过敏、降压物质检查等。

纯度检查:是检查药物中的杂质。如干燥失重、重金属检查等。

⑤含量测定:是对有效成分的测定,是评价药品质量、保证药品疗效的重要方面。

⑥贮藏:是为了避免污染、保证药品质量稳定而对药品贮存与保管的基本要求,是保证药品有效用于临床的重要因素之一。贮藏条件的确定是通过大量的试验获得的,如影响因素试验、加速试验、长期试验等。

4.《中华人民共和国药典》

《中华人民共和国药典》是记载药品质量标准的法典,是国家监督、管理药品质量的法定技术指标,具有法律约束力。我国已出版了 9 版药典(1953、1963、1977、1985、1990、1995、2000、2005 和 2010 年版)。现行版本为 2010 年版,简称《中国药典》(2010 年版),英文缩写为 ChP(2010)。

《中国药典》主要内容包括凡例、品名目次、正文、附录和索引五部分。

《中国药典》(2010 年版)分为三部,各部有凡例和有关的附录。一部收载中药材、成方及单方制剂等;二部收载化学药品、抗生素、生化药品、放射性药品和药用辅料等;三部收载生物制品等。

三、实际操作

任务 查药典,设计检验步骤

【任务要求】

本任务旨在通过训练,使学生学会查阅资料、整理资料及药物质量检验方法;按照质量标准或各种产品 SOP(标准检验操作规程)设计检验步骤。

【工作场景】

本任务在图书馆、教室内进行。

【工作过程】

去图书馆资料室→查找《中国药典》→抄写药品质量标准→回到教室→设计检验步骤。

项目二 单项训练

教学目标

1. 知识目标

(1)掌握药物性状(外观、溶解度、物理常数等)概念。

(2)熟悉化学鉴别方法、原理及应用。

(3)熟悉光谱鉴别方法、原理及应用。

(4)熟悉色谱鉴别方法、原理及应用。

(5)掌握杂质的来源、杂质限量概念。

(6)掌握一般杂质检查方法。

(7)了解特殊杂质检查方法。

2. 能力目标

(1)能够进行物理常数的测定。

(2)能够完成药物的鉴别试验。

(3)能够对药物一般杂质进行检查。

(4)能够对药物特殊杂质进行检查。

3. 素质目标

(1)具有"质量第一、依法检测"的意识。

(2)具有严谨细致的工作作风和诚实守信、认真负责的工作态度。

(3)养成严格执行药品质量标准、实事求是填写原始记录的职业习惯。

（4）具备自主学习药物检验新技术、新方法的能力。

（5）具备跟踪医药行业发展动态的能力。

（6）具备分析、解决现场问题的能力。

模块一　物理常数的测定

一、能力标准

1. 掌握物理常数的概念。
2. 熟悉物理常数的测定步骤。

二、基础知识

1. 相对密度测定法

（1）基本概念：相对密度系指在相同的环境条件下（如同一温度、压力等），某物质的密度与参考物质（水）的密度之比。除另有规定外，温度为 20℃。

组成一定的药品具有一定的相对密度，当其组分或纯度变化时，相对密度亦随之改变。因此，测定相对密度可以鉴别或检查药品的纯杂程度。

《中国药典》（2010 年版）中介绍的相对密度测定法有两种，即比重瓶法和韦氏比重秤法。测定易挥发液体的相对密度可用韦氏比重秤法。

（2）比重瓶法：

①试药与试液：

新鲜煮沸后并放冷至室温的纯化水。

②仪器与用具：

比重瓶。常用规格有容量为 5 mL、10 mL、25 mL 或 50 mL 的比重瓶和附温度计的比重瓶(见图1)。测定使用的比重瓶必须洁净、干燥;必须恒温水浴。

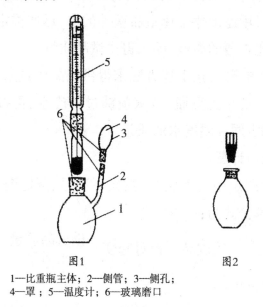

图1　　　　　　　　图2

1—比重瓶主体;2—侧管;3—侧孔;
4—罩;5—温度计;6—玻璃磨口

③操作方法:

比重瓶质量的称定:将比重瓶洗净并干燥,称定其质量,准确至毫克数。

供试品质量的测定:取上述已称定质量的比重瓶(图2),装满供试品(温度应低于20℃或各该药品项下规定的温度)后,插入中心有毛细孔的瓶塞,用滤纸将从塞孔溢出的液体擦干,置于20℃(或各该药品项下规定的温度)的水浴中若干分钟,随着供试液温度的上升,过多的液体不断从塞孔溢出,随时用滤纸将瓶塞顶端擦干,待液体不再由塞孔溢出(此现象意味着温度已平衡),迅速将比重瓶自水浴中取出,再用滤纸擦干瓶壁外的水,迅速称定质量准确至毫克数,减去比重瓶的质量,即得供试品质量。

采用带温度计的比重瓶时,应在装满供试品(温度低于20℃或各药品项下规定的温度)后,插入温度计(瓶中应无气泡),置于20℃(或各药品项下规定的温度)的水浴中若干分钟,使内容物的温度达到20℃(或各药品项下规定的温度),并随时用滤纸擦去溢出侧管的液体,待液体不再由侧管溢出,立即盖上罩,将比重瓶自水浴中取出,用滤纸擦干比重瓶壁外的水,迅速称定质量准确至毫克数,减去比重瓶的质量,即求得供试品质量。

水质量的测定:按上述方法求得供试品质量后,将比重瓶中的供试品倾去,洗净比重瓶,装满新沸过的冷水,再按照供试品质量的测定法测定同一温度水的质量。

④记录与计算:

应记录测定用比重瓶类型、天平型号、测定温度、各项称量数据等,其计算公式为:

$$供试品的相对密度 = \frac{供试品质量}{水质量}$$

⑤注意事项:

比重瓶必须洁净、干燥(所附温度计不能采用加热干燥),操作顺序为先称量空比重瓶的质量,再装供试品称重,最后装水称重。

装过供试液的比重瓶必须冲洗干净,如供试品为油剂,测定后应尽量倾去,连同瓶塞可先用石油醚和氯仿冲洗数次,至油完全洗去,再以乙醇、水冲洗干净,再依法测定水重。

供试品及水装瓶时,应小心沿瓶壁倒入比重瓶内,避免产生气泡,如有气泡,应稍放置待气泡消失后再调温称重。供试品如为糖浆剂、甘油等黏稠液体,装瓶时更应缓慢沿壁倒入,以避免因黏稠度大产生的气泡很难逸去而影响测定结果。

将比重瓶从水浴中取出时,应用手指拿住瓶颈,而不能拿瓶肚,以免液体因手温影响体积膨胀外溢。

测定有腐蚀性供试品时,为避免腐蚀天平盘,称量时可将一表面皿放置于天平盘上,再放比重瓶称量。

当气温高于20℃或各药品项下规定的温度时,必须设法调节环境温度至略低于规定的温度。

(2)韦氏比重秤法:

①试药与试液:

新鲜煮沸后放冷的纯化水。

②仪器与用具:

韦氏比重秤。由支架、横梁、游码、玻璃沉锤与玻璃圆筒等五大部分构成(图3)。根据玻璃沉锤体积大小不同,分为20℃时相对密度为1和4℃时相对密度为1的韦氏比重秤。

恒温水浴。

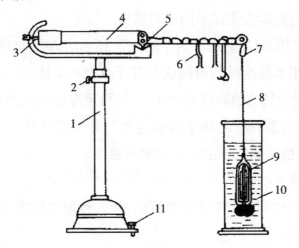

图3 韦氏比重秤

1—支架;2—调节器;3—指针;4—横梁;5—刀口;6—游码;

7—小钩;8—细白金丝;9—玻璃锤;10—玻璃圆筒;11—调整螺丝

③操作方法:

仪器的调整:将20℃时相对密度为1的韦氏比重秤安放在操作台上,放松调节器螺丝(2),将托架升至适当高度后拧紧螺丝,横梁(4)置于托架玛瑙刀座上,将等重砝码挂在横梁右端的小钩(7)上,调整水平调整螺丝(11),使指针(3)与支架左上方另一指针对准即为平衡,将等重砝码取下,换上玻璃锤,此时必须保持平衡(允

许有 ±0.005 g 的误差),否则应予以校正。

用水校准:取洁净的玻璃圆筒将新沸过的冷水装至八分满,置于20℃(或各药品项下规定的温度)的水浴中,用玻棒搅动玻璃圆筒内的水,调节温度至 20℃(或各药品项下规定的温度),将悬于秤端的玻璃锤浸入圆筒内的水中,秤臂右端悬挂游码于 1.000 0处,调节秤臂左端平衡用螺丝使平衡。

供试品的测定:将玻璃圆筒内的水倾去,拭干,装入供试液至相同的高度,并用上述相同的方法调节温度后,再把拭干的玻璃锤浸入供试液中,调节秤臂上游码的数量与位置使平衡,读取数值至小数点后 4 位,即为供试品的相对密度。

如使用4℃时相对密度为 1 的比重秤测定 20℃时供试品的相对密度,则用水校准时的游码应悬挂于 0.998 2 处,并应将供试品在20℃时测得的数值除以 0.9982。如测定温度为其他温度时,则用水校准时的游码应悬挂于该温度水的相对密度处,并应将在该温度测得的数值除以该温度水的相对密度。

④记录:

应记录测定温度、韦氏比重秤的型号、读取数值等。

⑤注意事项:

韦氏比重秤应安装在固定平放的操作台上,避免受热、冷、气流及震动的影响。

玻璃圆筒应洁净,装入水及供试液的高度应一致,使玻璃锤沉入液面的深度前后一致。

玻璃锤应全部浸入液面内。

2. 熔点测定法

(1)基本概念:熔点系指一种物质按照规定的方法测定,由固体熔化成液体的温度或熔融同时分解的温度或熔化时自初熔至全熔的一段温度。熔点是该物质的一项物理常数。依法测定熔点,可以鉴别或检查药品的纯杂程度。

　　根据被测物质的不同性质,在药典附录"熔点测定法"项下列有三种不同的测定方法,分别用于测定易粉碎的固体药品、不易粉碎的固体药品、凡士林及其类似物质,并在正文各该品种项下有明确规定应选用的方法。遇有正文中未注明方法的,均系指采用第一法。在第一法中,又因熔融时是否同时伴有分解现象规定用不同的升温速度和观测方法。由于测定方法、加热条件和判断标准的不同,常导致测得的结果有明显的差异,因此在测定时,必须根据药典正文各该品种项下的规定选用方法,并严格遵照该方法中规定的操作条件和判断标准进行测定,才能获得准确的结果。

　　(2)仪器与用具:

　　加热用容器:硬质高型玻璃烧杯,或可放入内热式加热器的大内径圆底玻璃管,供盛装传温液用。

　　搅拌器:电磁搅拌器,或垂直搅拌的环状玻璃搅拌棒,用于搅拌加热的传温液,使之温度均匀。

　　温度计:具有 0.5℃ 刻度分浸型温度计,其分浸线的高度宜在 50 ~ 80 mm 之间(分浸线低于 50 mm 的,汞球距离液面太近,易受外界气温的影响;分浸线高于 80 mm 的,毛细管容易漂浮,均不宜使用),温度计的汞球宜短,汞球的直径宜与温度计柱身的粗细接近(便于毛细管装有供试品的部位能紧贴在温度计汞球上)。

　　毛细管:系用洁净的中性硬质玻璃管拉制而成,内径为 0.9 ~ 1.1 mm,壁厚为 0.10 ~ 0.15 mm,分割成长 9 cm 以上,当所用温度计浸入传温液在 6 cm 以上时,管长应适当增加,使露出液面 3 cm 以上。最好将两端熔封,临用时再锯开其一端(用于第一法)或两端(用于第二法),以保证毛细管内洁净、干燥。

　　(3)传温液与熔点标准品:

　　传温液:水,用于测定熔点在 80℃ 以下的药物,用前应先加热至沸使脱气,并放冷;硅油或液状石蜡,用于测定熔点在80℃以上的药物。硅油或液状石蜡经长期使用后,粘度增大而不易搅拌均匀,或色泽变深而影响熔融过程的观察,应注意更换。

熔点标准品:由中国药品生物制品检定所分发,专供测定熔点时校正温度计用。用前应在研钵中研细,并按所附说明书中规定的条件干燥后,置五氧化二磷干燥器中避光保存备用。

(4)测定方法:

①第一法:测定易粉碎的固体药品,如各种结晶型药物。

供试品预处理:取供试品,置研钵中研细,移至扁形称量瓶中,按《中国药典》(2010年版)正文中各该药品项下"干燥失重"的条件进行干燥。如该药品不检查干燥失重,则对熔点低限在135℃以上而受热不分解的品种,可采用105℃干燥;对熔点在135℃以下或受热分解的品种,可在五氧化二磷干燥器中干燥过夜。个别品种在正文中另有规定的则按规定处理。

取两端熔封的毛细管,于使用前锯断其一端,将开口的一端插入上述供试品中,再反转毛细管,并将熔封一端轻叩桌面,使供试品落入管底,再借助长短适宜(约60 cm)的洁净玻璃管,垂直放在表面皿或其他适宜的硬质物体上,将上述装有供试品的毛细管放入玻璃管上口使其自然落下,反复数次,使供试品紧密集结于毛细管底部;装入供试品的高度应为3 mm。个别品种规定不能研磨、不能受热,并要减压熔封测定的,可将供试品少许置于洁净的称量纸上,隔纸迅速用玻璃棒压碎成粉末,迅速装入毛细管使其高度达3 mm;再将毛细管开口一端插入一根管壁有一小孔的耐压橡皮管的小孔中,橡皮管末端用玻璃棒密塞,另一端接在抽气泵上,在抽气减压的情况下熔封毛细管。

将温度计垂直悬挂于加热用容器中,使温度计汞球的底端位于加热面(加热器)的上方2.5 cm以上;加入适量的传温液,以使受热后的液面约在温度计的分浸线处,加热传温液并不断搅拌,俟温度上升至较规定低限尚低 10℃ 时,调节升温速度使每分钟上升 1.0～1.5℃(对于熔融同时分解的供试品,则其升温速度为每分钟上升 2.5～3.0℃),待到达预计全熔的温度后降温;如此反复 2～3 次以掌握升温速度,并便于调整温度计的高度使其分浸线恰处于液面处。

当传温液的温度上升至待测药品规定的熔点低限尚低 10℃ 时,将装有供试品的毛细管浸入传温液,贴附(或用毛细管夹或橡皮圈固定)在温度计上,要求毛细管的内容物适在汞球的中部;调节升温速度,继续加热并搅拌,注意观察毛细管内供试品的变化情况;记录供试品在毛细管内开始局部液化时的温度作为初熔温度,全部液化时的温度作为全熔温度。凡在正文该品种的熔点项下注明有"熔融时同时分解"的品种,除升温速度应调节为每分钟上升 2.5～3.0℃外,还应以供试品开始局部液化或开始产生气泡时的温度作为初熔温度,以供试品的固相消失全部液化时的温度或供试品分解物开始膨胀上升的温度作为全熔温度;无法分辨初熔和全熔时,可记录其产生突变(例如颜色突然变深、供试品突然迅速膨胀上升)时的温度,此时可只有一个温度数据。重复测定 3 次,取平均值作为测定结果。

传温液的升温速度,毛细管的洁净与否、内径和壁厚,以及供试品装入毛细管内的高度及其紧密程度,均将影响测定结果,因此必须严格按照规定进行操作。

初熔之前,毛细管内的供试物可能出现"发毛""收缩""软化""出汗"等过程;在未出现局部液化的明显液滴和持续熔融过程时,均不作初熔判断。但若上述现象严重,过程较长,或因之影响初熔点的观察时,应视为试品的纯度不高的标志而予以记录,并设法与正常的该药品作对照测定以便于最终判断。

"发毛"系指毛细管内的柱状供试物因受热而在其表面呈现毛糙;

"收缩"系指柱状供试物向其中心聚集紧缩,或贴在某一边壁上;

"软化"系指柱状供试物在收缩后变软,而形成软质柱状物,并向下弯塌;

"出汗"系指柱状供试物收缩后在毛细管内壁出现细微液滴,但尚未出现局部液化的明显液滴和持续的熔融过程。

全熔时毛细管内的液柱应完全澄清。个别药品在熔融成液体后会有小气泡停留在液体中,此时容易与未熔融的固体相混淆,应仔细辨别。

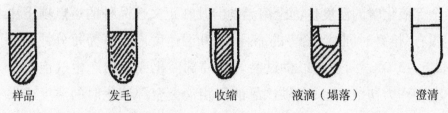

样品　　　　发毛　　　　收缩　　　液滴（塌落）　　　澄清

②第二法:测定不易粉碎的固体药物,如脂肪、石蜡、羊毛脂。

取供试品(仅指脂肪、脂肪酸、石蜡、羊毛脂等),注意用尽可能低的温度使之熔融;另取两端已锯开的毛细管,垂直插入上述熔融的供试品中,使供试品被吸入毛细管的高度达 10 mm,取出后,擦去毛细管外壁的残留物,在 10℃ 或 10℃ 以下的冷处放置 24 h,或置冰上放冷不少于 2 h,使之完全凝固。

将上述装有供试品的毛细管用橡皮圈固定在温度计上,使毛细管的内容物适在汞球的中部。将毛细管连同温度计垂直浸入传温液中,并使供试品的上端适在传温液液面下 10 mm 处(此时温度计的分浸线不可能恰在液面处,可不考虑)。

缓缓加热并不断搅拌传温液,俟温度上升至较规定的熔点低限尚低 5.0℃时,调节升温速率,使每分钟上升不超过 0.5℃,注意观察毛细管内供试品的变化,检读供试品在毛细管内开始上升时的温度,即得。

③第三法:测定凡士林或其他类似物质。

取供试品适量,缓缓搅拌并加热至温度达 90~92℃时,放入一平底耐热容器中,使供试品厚度达到(12±1)mm,放冷至较规定的熔点上限高 8~10℃;取刻度为 0.2℃、水银球长 18~28 mm、直径 5~6 mm 的温度计(其上部预先套上软木塞,在塞子边缘开一小槽),使冷至 5℃后,擦干并小心地将温度计汞球部垂直插入上述熔融的供试品中,直至碰到容器的底部(浸没 12 mm),随即取出,直立悬置,俟黏附在温度计汞球部的供试品表面浑浊,将温度计浸入 16℃以下的水中 5 min,取出,再将温度计插入一外径约 25 mm、长 150 mm 的试管中,塞紧,使温度计悬于其中,并使温度计汞球部的底端距试管底部约为 15 mm;将试管浸入约 16℃的水浴中,调节试管的高度使温度计上分浸线同水面相平;加热使水浴温度以每分钟 2℃的速率升至 38℃,再以每分钟 1℃的速率升温至供试品的第一滴脱离温度计为止;检读温度计上显示的温度,即可作为供试品的近似熔点。再取供试品,照前法反复测定数次;如前后 3 次测得的熔点相差不超过 1℃,可取 3 次的平均值作为供试品的熔点;如 3 次测得的熔点相差超过 1℃时,可再测定 2 次,并取 5 次的平均值作为供试品的熔点。

④结果与判定:

对第一法中的初熔、全熔或分解突变时的温度,以及第二法中熔点的温度,都要估读到 0.1℃,并记录突变时或不正常的现象。每一检品应至少测定 3 次,3 次读数之差小于 0.5℃且不在合格与不合格边缘时,可取 3 次的均值加上温度计的校正值后作为熔点测定的结果;如 3 次读数之差为 0.5℃或 0.5℃以上时,或关系到可能判定为不合格时,应再重复测定 2 次,并取 5 次的均值加上温度计的校正值后作为熔点测定的结果。必要时可选用正常的该药品再次进行测定,记录其结果并进行比较。

测定结果的数据应按修约间隔为 0.5 进行修约,即 0.1 ~ 0.2℃舍去,0.3 ~ 0.7℃修约为 0.5℃,0.8 ~ 0.9℃进为 1℃;并以修约后的数据报告。但当标准中规定的熔点范围,其有效数字的定位为个位数时,则其测定结果的数据应按修约间隔为 1 进行修约,即一次修约到标准规定的个位数。

经修约后的初熔、全熔或分解突变时的温度均在该药品"熔点"项下规定的范围以内时判为"符合规定"。

但如有下列情况之一者,即判为"不符合规定":

初熔温度低于规定范围的低限;

全熔温度超过规定范围的高限;

分解点或熔点温度处于规定范围之外;初熔前出现严重的"发毛""收缩""软化""出汗"现象,且其过程较长,并与正常的该药品作对照比较后有明显的差异者。

3. 旋光度测定法

(1)基本概念:当平面偏振光通过含有某些光学活性的化合物液体或溶液时,能引起旋光现象,使偏振光的振动平面向左或向右旋转,旋转的度数称为旋光度(符号 α)。偏振光向右旋转(顺时针方向)称为"右旋",用符号"+"表示;偏振光向左旋转(逆时针方向)称为"左旋",用符号"-"表示。

偏振光透过长 1dm,且每 1 mL 中含有旋光性物质 1 g 的溶液,在一定波长与温度下,测得的旋光度称为比旋度(符号 $[\alpha]_D^t$)。

比旋度是旋光物质的重要物理常数,可以用来鉴别药物或检查药物的纯杂程度,也可用来测定含量。

对液体供试品　　　　　$[\alpha]_D^t = \dfrac{\alpha}{ld}$

对固体供试品　　　　　$[\alpha]_D^t = \dfrac{100\alpha}{lc}$

式中，$[\alpha]_D^t$ 为比旋度；

D 为钠光谱的 D 线；

t 为测定时的温度；

l 为测定管长度，单位：dm；

α 为测得的旋光度；

d 为液体的相对密度；

c 为每 100 mL 溶液中含有被测物质的质量，单位：g（按干燥品或无水物计算）。

（2）测定方法：

①仪器：

旋光计：《中国药典》规定，应使用读数至 0.01，并经过检定的旋光计。

旋光计的检定：可用标准石英旋光管进行校正，读数误差应符合规定。

②测定方法：

将测定管用供试液体或固体物质的溶液（取固体供试品，按各药品项下的方法制成）冲洗数次，缓缓注入供试液体或溶液适量（注意勿使发生气泡），置于旋光计内检测读数，即得供试液的旋光度。用同法读取旋光度 3 次，取 3 次的平均数，计算供试品的比旋度或浓度。

③注意事项：

每次测定前应以溶剂作空白校正，测定后，再校正 1 次，以确定在测定时零点有无变动。如第 2 次校正时发现零点有变动，则应重新测定旋光度。

配制溶液及测定时,均应调节温度至 (20 ± 0.5)℃(或各品种项下规定的温度)。

供试品应充分溶解,供试液应澄清。

物质的比旋度与测定光源、测定波长、溶剂、浓度和温度等因素有关。因此,表示物质的比旋度时应注明测定条件。

(3)旋光仪的校正:

用具:石英旋光管。

基准物:蔗糖。

4. 折光率测定法

(1)基本概念:光线自一种透明介质进入另一透明介质的时候,由于两种介质的密度不同,光在两种介质中的传播速度不同,其进行方向就会改变,即发生折射现象。折光率系指光线在空气中进行的速度与在供试品中进行速度的比值。根据折射定律,折光率是光线入射角的正弦与折射角的正弦之比,即:$n = \sin i / \sin r$。式中 n 为折光率,$\sin i$ 为光线入射角的正弦,$\sin r$ 为折射角的正弦。

当光线从光疏介质进入光密介质,它的入射角接近或等于 90°时,折射角就达到最高限度,此时的折射角称为临界角,而此时的折射率应为

$$n = \frac{\sin i}{\sin r_c} = \frac{\sin 90°}{\sin r_c} = \frac{1}{\sin r_c}$$

因此,只要测定了临界角,即可计算出折光率。折光计用以测定折光率的基本原理,主要是利用临界角来设计的。折光计的种类有普氏折光计、浸入式折光计和阿贝氏折光计等,通常使用的是阿贝氏折光计。阿贝氏折光计主要由两个折射棱镜、色散棱镜、观测镜筒、刻度盘和仪器支架等组成。仪器的两个折射棱镜中间可

放入液体样品,当光线从液层以90°射入棱镜时,则其折射角 r_c 为临界角。由于临界光线的缘故,使产生受光与不受光照射的地方,因而在观测镜筒内视野有明、暗区域,将明暗交界面恰好调至镜筒视野内的十字形发丝交叉处,此值在仪器上即显示为折光率。

折光率的大小与光线所经过的第二种物质的性质有关,并与测定时的温度以及光线的波长有关,温度升高,折光率变小;光线的波长愈短,折光率就愈大。折光率常以 n_D^t 表示,D 为钠光谱的 D线(589.3 nm)。温度除另有规定外,供试品温度应为 20 ±0.5℃。测定折光率可以区别不同油类或检查某些药物的纯杂程度。

折光率的测定,主要用于一些油类性状项下的物理常数检查,也有些文献和资料用于测定纯度和含量,但后者由于专属性不高和测定时有一定误差,一般很少使用。药典规定的折光率均为上下限值,要求测定结果在此限度内即为合格。

(2)测定方法:

测定折光率使用折光计,常用阿贝氏折光计。由于折光率与温度有关,故阿贝氏折光计还装有保温层,可通入一定温度的水以保持温度恒定。阿贝氏折光计的读数范围为1.3~1.7,能读数至0.000 1。

测定前,折光计读数应用校正用棱镜或水进行校正,水的折光率20℃时为1.333 0,25℃时为1.332 5,40℃时为1.330 5。

测定时应先将仪器置于有充足光线的平台上,但不可受日光直射,并装上温度计,置20℃恒温室中至少1 h,或连接20℃恒温水浴至少半小时,以保持温度稳定;然后使折射棱镜上透光处朝向光源,将镜筒拉向观察者,使成一适当倾斜度,对准反射镜,使视野内光线最明亮为止。将上下折射棱镜拉开,用玻棒或吸管蘸取供试品1~2滴,滴于下棱镜面上,然后将上下棱镜关合并拉紧扳手,转动刻度尺调节钮,使读数在供试品折光率附近,旋转补偿旋钮,使视野内虹彩消失,并有清晰的明暗分界线,再转动刻度尺的调节钮,使视野的明暗分界线恰位于视野内十字交叉处,记下刻度尺上的读数。投影式折光计在读数时眼睛应与读数垂直,测量后要求再重复测量2次,取3次读数的平均值,即为供试品的折光率。

用标准玻片校正仪器时,应先将仪器置于光线明亮处,使得光线不经反射镜而直接射入棱镜,将下面的棱镜拉开,上面的棱镜平放,镜筒略向观察者下方,取标准玻片,大光滑面用溴萘黏附在上面棱镜的光滑面上,并使玻片的小光滑面朝向光线,然后旋转补偿旋钮,使视野内虹彩基本消失,并转动刻度的调节钮,使视野的明暗分界线恰位于视野内十字交叉处,记下刻度尺读数。此时明暗两半的位置与正常观察时方向相反,但不影响读数结果,测量后再重复测量2次,取平均值。如读数与玻片规定值相符,则折光计不需校正,否则可将棱镜恰好调至玻片规定的折光率处,再用附件的小钥匙插向镜筒旁的小方孔内螺丝上,轻微转动,直至明暗交界处恰好移至十字交叉处即可。投影式折光计校正方法同上,但标准玻片黏附在下面棱镜处。

(3)注意事项:

①仪器必须置于有充足光线且干燥的房间,不可在有酸碱气或潮湿的实验室中使用,更不可放置仪器于高温炉或水槽旁。

②大多数供试品的折光率受温度影响较大,一般是温度升高,折光率降低,但不同物质升高或降低的值也不同,因此在测定时温度恒定至少半小时。

③上下棱镜必须清洁,勿用粗糙的纸或酸性乙醚擦拭棱镜,勿用折光计测试强酸性或强碱性供试品,或有腐蚀性的供试品。

④滴加供试品时注意玻棒或滴管尖不要触及棱镜,防止棱镜造成划痕。加入量要适中,使在棱镜上生成一均匀的薄层,检品过多,会流出棱镜外部,检品太少,能使视野模糊不清。同时勿使气

泡进入样品,以免气泡影响折光率。

⑤读数时视野中的黑白交叉线必须明显,且明确地位于十字交叉线上,除调节色散补偿旋钮外,还应调整下部反射镜或上棱镜透光处的光亮强度。

⑥测定挥发性液体时,可将上下棱镜关闭,将测定液沿棱镜进样孔流入,要随加随读,测固体样品或用标准玻片校正仪器时,只能将供试品或标准玻片置于测定棱镜上,而不能关闭上下棱镜。

⑦测定结束时,必须用能溶解供试品的溶剂如水、乙醇或乙醚将上下棱镜擦拭干净,晾干,放入仪器箱内,并放入硅胶防潮。

三、实际操作

任务　葡萄糖旋光度的测定

【任务要求】

本任务旨在通过训练,使学生了解旋光仪的构造原理;熟悉其使用方法;掌握旋光度、比旋光度的概念及比旋度的计算。

【工作场景】

本任务在实验室、教室内进行。

1. 仪器:50 mL 容量瓶、旋光仪。

2. 试剂、试液及药品:蒸馏水、氨试液、葡萄糖。

【工作过程】

1. 溶液样品的配制

取葡萄糖约 5 g,精密称定,置于 50 mL 量瓶中,加水适量、氨试液 0.1 mL,溶解后,用水稀释至刻度,摇匀,放置 10 min,在 20℃时,依法测定。同时配制空白溶液。

2. 溶液的装入

将样品管的一头用玻盖和铜帽封上,然后将管竖起,开口向上,将配制好的溶液注入样品管中,并使溶液因表面张力而形成的凸液面中心高出管顶,再将样品管上的玻盖盖好,不能带入气泡,然后盖上铜帽,使之不漏水。

注意:在玻盖与玻管之间是直接接触,而在铜帽与玻盖之间,需放置橡皮垫圈。铜帽与玻盖之间不可拧得太紧,只要不流出液体即可。如果旋得太紧,玻盖产生扭力,使样品内有空隙,影响旋光度。

3. 旋光仪零点的校正

在测定样品之前,先校正旋光仪的零点,将样品管洗干净,依法装入空白溶液,将样品管外壁擦干,放入旋光仪内,盖上旋光仪样品室盖子,按"清零"键。

4. 旋光度的测定

测定时,样品管必须用待测液洗 2~3 次,以免有其他物质影响。依法将样品溶液装入旋光管测定旋光度。记下此时样品管的长度及溶液的温度,然后按公式计算其比旋度。

5. 实验结束后,洗净旋光管,关闭钠灯开关,关闭仪器电源。

【数据记录】

见附录。

模块二　药物的鉴别技术

一、能力标准

1. 掌握鉴别的概念。
2. 熟悉常用的鉴别技术。

二、基础知识

1. 药物鉴别的定义

鉴别是依据药物的组成、结构与性质,利用化学、物理化学或生物学的方法,来判断药物的真伪。

鉴别试验仅适用于鉴别药品的真伪,对于原料药还应结合外观和物理常数进行确认。

2. 药物鉴别的内容

包括性状、一般鉴别试验和专属鉴别试验。

(1)一般鉴别试验:

药物的一般鉴别试验是指依据某类药物的结构、理化特性,通过化学反应来证明药品中含有某一离子或基团,而不是对未知物进行定性分析,是各药品鉴别项下的组成部分。

选用一般鉴别试验的原则:再现性好,灵敏度高,操作简便、快速。对无机药品是根据阴、阳离子的特殊反应进行鉴别,对有机药品则大都采用官能团反应。

(2)专属鉴别试验:

药物的专属鉴别试验是证实某一种药物的依据,它是根据每一种药物化学结构的差异所引起的物理化学特性不同,选用某些特有的灵敏的定性反应,来鉴别药物的真伪。

如巴比妥类药物含有丙二酰脲母核,主要的区别在于5,5-位取代基和2-位取代基的不同:苯巴比妥含有苯环,司可巴比妥含有双键,硫喷妥钠含有硫原子,可根据这些取代基的性质,采用各自的专属反应进行鉴别。又如甾体激素类药物含有环戊烷并多氢菲母核,主要的结构差别在A环和D环的取代基不同,可利用这些结构特征进行鉴别确证。

3. 药物的鉴别技术

(1)化学鉴别法:

根据药物与化学试剂在一定条件下发生离子反应或官能团反应产生不同颜色、生成不同沉淀、放出不同气体、呈现不同荧光等现象,从而做出定性分析结论。

(2)紫外-可见分光光度法:

含有芳环或共轭双键以及生色团和助色团的药物,在紫外可见光区有特征吸收,可以用紫外可见分光光度法进行鉴别。常用的方法有:

对比吸收曲线的一致性;

对比最大吸收波长和最小吸收波长的一致性;

对比最大、最小吸收波长和相应吸收度的一致性;

对比最大、最小吸收波长和相应吸收度比值的一致性。

(3)红外分光光度法:

有机药物在红外光区有特征吸收,药物分子的组成、结构、官能团不同时,其红外光谱也不同,故可以作为有机药物鉴别的依据。药物的红外光谱能反映药物分子的结构特征,具有专属性强、准确度高的特点,是验证已知药物的有效方法。主要用于组分单

一、结构明确的原料药,特别适合于用其他方法不易区分的同类药物,如磺胺类、甾体激素类和半合成抗生素类药物。

常用的方法有两种:供试品的红外光谱与相应的标准红外光谱直接比较、核对;供试品的红外光谱与对照品的红外光谱比较、核对。

4. 色谱鉴别法

(1)高效液相色谱法和气相色谱法:

一般规定按供试品含量测定项下的色谱条件进行试验,要求供试品和对照品色谱峰的保留时间应一致。含量测定方法为内标法时,要求供试品和对照品色谱图中药物峰的保留时间与内标物峰的保留时间的比值应相同。

如盐酸去甲万古霉素的高效液相色谱法鉴别试验:"取本品与盐酸去甲万古霉素标准品,分别加水制成每 1 mL 中约含 1 mg 的溶液,照去甲万古霉素含量测定项下的方法试验,供试品与标准品主峰的保留时间应一致"。

(2)薄层色谱法:

在实际工作中,一般采用对照品(或标准品)比较法,要求供试品溶液所显主斑点的颜色与位置与对照品溶液的主斑点的颜色与位置相同。

如硫酸阿米卡星的薄层色谱法鉴别试验:取本品与硫酸阿米卡星标准品适量,分别加水制成每 1 mL 中约含 5 mg 的溶液。照薄层色谱法试验,吸取上述两种溶液各 2 μL,分别点于同一硅胶 H 薄层板上,以氯仿 – 甲醇 – 浓氨溶液 – 水(1:4:2:1)为展开剂,展开后,晾干,喷以 0.2% 茚三酮的水饱和正丁醇溶液,100℃ 加热 10 min。供试品溶液所显主斑点的颜色与位置与标准品溶液所显主斑点的颜色与位置应相同。

三、实际操作

任务一　阿司匹林的鉴别

【任务要求】

本任务旨在通过训练,使学生掌握阿司匹林的鉴别方法,学会化学鉴别技术和红外分光光度法鉴别技术;熟练使用红外分光光度计。

【工作场景】

本任务在天平室、药分实验室、红外实验室进行。

1. 仪器:电子天平、红外分光光度计、烧杯、试管、电炉。

2. 药品、试药、试剂:阿司匹林、三氯化铁试液、碳酸钠试液、稀硫酸。

【工作过程】

1. 取本品约0.1 g,加水10 mL,煮沸,放冷,加三氯化铁试液1滴,即显紫堇色。

2. 取本品约0.5 g,加碳酸钠试液10 mL,煮沸2 min后,放冷,加过量的稀硫酸,即析出白色沉淀,并发生醋酸的臭气。

3. 本品的红外光吸收图谱应与对照的图谱(光谱集209图)一致。

【数据记录】

见附录。

任务二　布洛芬片的鉴别

【任务要求】

本任务旨在通过训练,使学生掌握布洛芬片的鉴别方法,学会紫外可见分光光度法、红外分光光度法鉴别技术及高效液相色谱法鉴别技术;熟练使用紫外可见分光光度计、红外分光光度计、高效液相色谱仪。

【工作场景】

本任务在天平室、药分实验室、紫外光谱实验室、红外光谱实验室、高效液相色谱仪实验室进行。

1. 仪器:电子天平、紫外可见分光光度计、红外分光光度计、高效液相色谱仪、容量瓶、烧杯、移液管、滤纸、擦镜纸。

2. 药品、试药、试剂:布洛芬片、0.4%氢氧化钠试液、醋酸钠缓冲溶液、丙酮、甲醇、乙腈。

【工作过程】

1. 取本品的细粉适量,加0.4%氢氧化钠溶液制成每1 mL中含布洛芬0.25 mg的溶液,滤过,取续滤液,照紫外可见分光光度法(附录Ⅳ A)测定,在265 nm与273 nm的波长处有最大吸收,在245 nm与271 nm的波长处有最小吸收,在259 nm的波长处有一肩峰。

2. 取供试品5片,研细,加丙酮20 mL使溶解,滤过,取滤液挥干,真空干燥后测定。本品的红外光吸收图谱应与对照的图谱(光谱集943 图)一致。

3. 在含量测定项下记录的色谱图中,供试品溶液主峰的保留时间应与对照品溶液主峰的保留时间一致。

附:布洛芬片的含量测定:照高效液相色谱法(附录ⅤD)测定。

色谱条件与系统适用性试验　用十八烷基硅烷键合硅胶为填充剂,以醋酸钠缓冲溶液(取醋酸钠6.13 g,加水750 mL使溶解,用冰醋酸调节pH至2.5) – 乙腈(40:60)为流动相,检测波长为263 nm。理论板数按布洛芬峰计算不低于2 500。

测定法　取本品20片(糖衣片应除去包衣),精密称定,研细,精密称取适量(约相当于布洛芬50 mg),置100 mL量瓶中,加甲醇适量,振摇使布洛芬溶解,并用甲醇稀释至刻度,摇匀,滤膜滤过,精密量取续滤液20 μL,注入液相色谱仪,记录色谱图;另取布洛芬对照品25 mg,精密测定,置50 mL量瓶中,加甲醇2 mL使溶解,用甲醇稀释至刻度,摇匀,同法测定。按外标法以峰面积计算,即得。

【数据记录】

见附录。

任务三　阿司匹林片的鉴别

【任务要求】

本任务旨在通过训练,使学生掌握高效液相色谱法鉴别技术,学会阿司匹林片的鉴别方法,熟练使用高效液相色谱仪。

【工作场景】

本任务在天平室、药分实验室、高效液相色谱实验室进行。

1. 仪器:电子天平、高效液相色谱仪、烧杯、试管、电炉、容量瓶、量筒、滤纸。

2. 药品、试药、试剂:阿司匹林片、三氯化铁试液、乙腈、四氢呋喃、冰醋酸、甲醇。

【工作过程】

1. 取本品的细粉适量(约相当于阿司匹林 0.1 g),加水 10 mL,煮沸,放冷,加三氯化铁试液 1 滴,即显紫堇色。

2. 在含量测定项下记录的色谱图中,供试品溶液主峰的保留时间应与对照品溶液主峰的保留时间一致。

附:阿司匹林片的含量测定:照高效液相色谱法(附录ⅤD)测定。

色谱条件与系统适用性试验 用十八烷基硅烷键合硅胶为填充剂,以乙腈－四氢呋喃－冰醋酸－水(20∶5∶5∶70)为流动相,检测波长为 276 nm。理论板数按阿司匹林峰计算不低于 3 000,阿司匹林峰与水杨酸峰的分离度应符合要求。

测定法 取本品 20 片,精密称定,充分研细,精密称取细粉适量(约相当于阿司匹林 10 mg),置 100 mL 量瓶中,用 1% 冰醋酸的甲醇溶液强烈振摇使阿司匹林溶解,并用 1% 冰醋酸的甲醇溶液稀释至刻度,摇匀,滤膜滤过,精密量取续滤液 10 μL,注入液相色谱仪,记录色谱图;另取阿司匹林对照品适量,精密测定,用 1% 冰醋酸的甲醇溶液溶解并定量稀释制成每 1 mL 中约含 0.1 mg 的溶液,同法测定。按外标法以峰面积计算,即得。

【数据记录】

见附录。

任务四 醋酸泼尼松片的鉴别

【任务要求】

本任务旨在通过训练,使学生熟悉薄层色谱法鉴别技术、高效液相色谱法鉴别技术、红外分光光度法鉴别技术。

【工作场景】

本任务在天平室、药分实验室、高效液相色谱实验室进行。

1. 仪器:电子天平、硅胶 G 薄层板、点样器、层析缸、烧杯、量筒、滤纸、容量瓶、移液管、漏斗、红外分光光度计、高效液相色谱仪。

2. 药品、试药、试剂:醋酸泼尼松片、三氯甲烷、二氯甲烷、乙醚、甲醇、碱性四氮唑蓝试液、硫酸、乙醇、乙腈、甲醇。

【工作过程】

1. 取本品的细粉适量(约相当于醋酸泼尼松 0.1 g),加三氯甲烷 50 mL,搅拌使醋酸泼尼松溶解,滤过。

2. 取滤液,置水浴上蒸干,加硫酸 1 mL 使溶解,放置 5 min,即显橙色;将此溶液倾入 10 mL 水中,即变成黄色,并渐渐变为蓝绿色。

3. 取滤液作为供试品溶液;另取醋酸泼尼松对照品,加三氯甲烷溶解并稀释成每 1 mL 中约含醋酸泼尼松 2 mg 的溶液,作为对照品溶液。照薄层色谱法(附录ⅤB)试验,吸取上述两种溶液各 5 μL,分别点于同一硅胶 G 薄层板上,以二氯甲烷 - 乙醚 - 甲醇 - 水(385:60:15:2)为展开剂,展开后,晾干,105℃ 干燥 10 min,放冷,喷以碱性四氮唑蓝试液,立即检视。供试品溶液所显主斑点的位置和颜色应与对照品溶液的主斑点相同。

4. 在含量测定项下记录的色谱图中,供试品溶液主峰的保留时间应与对照品溶液主峰的保留时间一致。

5. 取本品细粉适量(约相当于醋酸泼尼松 50 mg),加乙醇 10 mL 研磨使溶解,滤过,取滤液室温挥干,残渣经减压干燥,依法测定。本品的红外光吸收图谱应与对照的图谱(光谱集 549 图)一致。

附:醋酸泼尼松片的含量测定:照高效液相色谱法(附录ⅤD)

测定。

色谱条件与系统适用性试验 用十八烷基硅烷键合硅胶为填充剂；以乙腈－水(33∶67)为流动相；检测波长为240 nm。醋酸泼尼松峰与相邻杂质峰的分离度应符合要求。

取本品20片,精密称定,研细,精密称取适量(约相当于醋酸泼尼松5 mg),置50 mL量瓶中,加甲醇30 mL,充分振摇使醋酸泼尼松溶解,用甲醇稀释至刻度,摇匀,滤过,精密量取续滤液20 μL注入液相色谱仪,记录色谱图；另取醋酸泼尼松对照品,同法测定。按外标法以峰面积计算,即得。

【数据记录】

见附录。

模块三　药物的杂质检查技术

一、能力标准

1. 掌握杂质、杂质的限量的概念,杂质的检查方法,杂质限量的计算。

2. 掌握药物中一般杂质检查技术、药物中特殊杂质检查技术。

二、基础知识

1. 概述

(1)药物杂质的概念:

药物中的杂质是指存在于药物中无治疗作用或者影响药物的疗效和稳定性,甚至对人体健康有害的一种物质。

(2)药物中杂质的主要来源:

由生产过程中引入,包括:①原料(剩余、不纯);②中间体、副产物在产品精制时未除尽;③生产过程中加入的试剂、溶剂残留;④与生产器皿接触(金属等)。

贮藏过程中引入,包括:受外界因素的影响,引起药物结构发生变化,如:水解、氧化、分解、聚合等。

(3)药物中杂质的分类:

①按来源分为一般杂质与特殊杂质。

②按其性质分为信号杂质与有害杂质。

③按其结构分为无机杂质与有机杂质。

（4）药物中杂质的限量检查：

药物中所含杂质的最大允许量，称为杂质的限量。药物中杂质的检查，一般不要求准确测定其含量，而只检查杂质的量是否超过最大允许量，这种杂质检查的方法叫作杂质的限量检查（Limit test）。在药品质量标准中杂质检查多数为限量检查。

（5）杂质限量检查方法：

①对照法：系指取一定量的待检杂质对照液与一定量的供试液在相同条件下处理后，比较反应结果（比色、比浊），从而判定供试品中杂质是否超过限量。

②灵敏度法：系指在供试品溶液中加入试剂，在一定反应条件下，观察有无正反应出现，以不出现正反应为合格，即以检测条件下的灵敏度来控制杂质限量。

③比较法：系指取供试品一定量依法检查，测得待检杂质的吸光度或旋光度等数值与规定的限量进行比较，不得更大。例：维生素 C 中溶液颜色的检查。取本品 3.0 g，加水 15 mL，振摇使溶解，溶液应澄清无色；如显色，将溶液经 4 号垂熔玻璃漏斗滤过，取滤液，照分光光度法（附录Ⅳ B），在 420 nm 的波长处测定吸收度，不得超过 0.03。

（6）杂质限量的计算：

$$杂质限量 = \frac{杂质最大允许量}{供试品量} \times 100\%$$

$$杂质限量 = \frac{标准溶液的浓度 \times 标准溶液的体积}{供试品量} \times 100\%，即：$$

$$L = \frac{C \times V}{S} \times 100\%$$

2. 一般杂质检查技术

（1）氯化物的检查：

①原理:

$Cl^- + Ag^+ \longrightarrow AgCl\downarrow$(稀硝酸环境下)与氯化钠标准溶液在相同的条件下产生的浑浊进行比较,以判断供试品中的氯化物是否超过限量。

②检查方法:

供试液的制备:取一定量的供试品置 50 mL 的纳氏比色管中,加水溶解使成约 25 mL,加稀硝酸 10 mL,再加水使成约 40 mL,摇匀。

对照液的制备:取一定量标准氯化钠溶液置 50 mL 的纳氏比色管中,加稀硝酸 10 mL,加水使成约 40 mL,摇匀。

向上述两溶液中分别加入硝酸银试液(0.1 mol/L)1.0 mL,用水稀释成 50 mL,摇匀,在暗处放置 5 min,同置黑色背景上,自上而下观察,比较产生的浑浊,做出判断。

结果判断:供试液管所显浑浊浅于对照液管,判为符合规定;否则,判为不符合规定。

③注意事项:

标准氯化钠溶液:称取氯化钠 0.165 g,置 1 000 mL 量瓶中,加水适量使溶解并稀释至刻度,摇匀,作为贮备液。临用前,精密量取贮备液 10 mL,置 100 mL 量瓶中,加水稀释至刻度,摇匀,即得(10 μg/mL Cl^-)。方法灵敏度:浓度以 50 mL 中含 50~80 μg 的 Cl^- 为宜,产生的浑浊梯度最为明显。

稀硝酸作用:可加速生成 AgCl,产生较好的乳浊,另外还可避免碳酸银、氧化银、磷酸银沉淀的干扰,以每 50 mL 中含稀硝酸 10 mL 为宜。

温度以 30~40℃浊度最大,室温亦可;比浊前应在暗处放置 5 min,光照将使 AgCl 分解,影响比色。

溶液如不澄清应过滤后取续滤液检查,若滤纸中含有氯离子,用含硝酸的蒸馏水洗涤滤纸,再过滤。

溶液如有色,通常采用内消色法:将供试液分成两等份,一份加硝酸银试液 1.0 mL,摇匀,放置 1 min,如显浑浊,反复过滤,至滤液完全澄清,再加规定量的标准氯化钠溶液与水适量使成 50 mL,摇匀,在暗处放置 5 min,作为对照液;另一份加硝酸银试液 1.0 mL与水适量使成 50 mL,摇匀,在暗处放置 5 min,与对照液同置黑色背景上,自上而下观察,比较产生的浑浊,做出判断。也可采用外消色法:加试剂使其褪色,但不影响氯离子的测定(如检查高锰酸钾中的氯离子可先用乙醇褪色)。

(2)硫酸盐的检查:

①原理:

$SO_4^{2-} + Ba^{2+} \longrightarrow BaSO_4 \downarrow$(白色)(稀盐酸环境下)与标准硫酸钾溶液在相同的条件下产生的浑浊进行比较,以判断供试品中的硫酸盐是否超过限量。

②检查方法:

供试液的制备:取一定量的供试品置 50 mL 的纳氏比色管中,加水溶解使成约 40 mL(溶液如为碱性,可加盐酸使成中性),加稀盐酸 2 mL,摇匀。

对照液的制备:取一定量标准硫酸钾溶液置 50 mL 的纳氏比色管中,加水使成约 40 mL,加稀盐酸 2 mL,摇匀。

向上述两溶液中分别加入 25% 的氯化钡溶液 5 mL,用水稀释成 50 mL,摇匀,放置 10 min,同置黑色背景上,自上而下观察,比较产生的浑浊,做出判断。

结果判断:供试液管所显浑浊浅于对照液管,判为符合规定;否则,判为不符合规定。

③注意事项:

标准硫酸钾溶液:称取硫酸钾 0.181 g,置 1 000 mL 量瓶中,加水适量使溶解并稀释至刻度,摇匀,即得(100 μg/mL SO_4^{2-})。方法灵敏度:浓度以 50 mL 中含 0.1~0.5 mg 的 SO_4^{2-} 为宜。

加入稀盐酸 2 mL(pH 约为 1.1)的目的:可避免碳酸钡、磷酸钡沉淀的干扰,若大于此酸度,灵敏度下降。

温度低于 10℃ 时,应将比色管置于 25~30℃ 水浴放置 10 min,温度低,浊度差。

溶液如果有色,处理方法同氯化物。

(3)铁盐的检查:

检查药品中的铁盐,《中国药典》和《美国药典》(简称 USP)采用硫氰酸盐法。

①原理:

$Fe^{3+} + 6SCN^- \longrightarrow [Fe(SCN)_6]^{3-}$(稀盐酸环境下)与标准铁溶液在相同的条件下所呈颜色(红色)进行比较,以判断供试品中的铁盐是否超过限量。

②检查方法:

供试液的制备:取一定量的供试品置 50 mL 的纳氏比色管中,加水溶解使成约 25 mL,即得。

对照液的制备:取一定量标准铁溶液置 50 mL 的纳氏比色管中,加水溶解使成约 25 mL,即得。

向上述两溶液中分别加稀盐酸 4.0 mL、过硫酸铵 50 mg,用水稀释使成 30 mL,加 30% 硫氰酸铵溶液 3 mL,再加水至 50 mL,摇匀,同置白色背景上,观察比较产生的颜色,做出判断。

结果判断:供试液管所显颜色浅于对照液管,判为符合规定;否则,判为不符合规定。

③注意事项:

标准铁溶液:称取硫酸铁铵[$FeNH_4(SO_4)_2 \cdot 12H_2O$]0.863 g,

置 1 000 mL 量瓶中,加硫酸 2.5 mL,用水稀释至刻度,摇匀,作为贮备液。临用前,精密量取贮备液 10 mL,置 100 mL 量瓶中,加水稀释至刻度,摇匀,即得(10 μg/mL 的 Fe^{3+})。方法灵敏度:浓度以 50 mL 中含 10～50 μg 的 Fe^{3+} 为宜,吸收度与浓度呈良好的线性关系,呈色梯度明显。配制标准铁贮备液时,加入硫酸可防止铁盐水解。

酸度及稀盐酸的作用:以 50 mL 中含稀盐酸 4 mL 为宜,所生成的红色最深。另外稀盐酸可防止铁水解和避免弱酸盐的干扰。

过硫酸铵的作用:可将供试液中的 Fe^{2+} 氧化成 Fe^{3+};可防止光线使生成的〔$Fe(SCN)_6$〕$^{3-}$还原或分解褪色,因〔$Fe(SCN)_6$〕$^{3-}$遇光敏感,易还原或分解。另外过量的过硫酸铵还可增加生成的配位离子的稳定性,提高反应灵敏度,还能消除氯化物等与铁盐形成配合物而引起的干扰。

某些药物(葡萄糖、糊精、硫酸镁)在检查过程中需加硝酸处理,不加过硫酸铵,但需煮沸除去氧化氮(NO、NO_2),因硝酸中可能含有亚硝酸,能与硫氰酸根离子作用,生成红色亚硝酰硫氰化物,影响比色。

供试液管与对照液管色调不一致时,可加正丁醇或异戊醇提取,取醇层比色,因为〔$Fe(SCN)_6$〕$^{3-}$在有机溶液中溶解度大,易于浓缩,同时也排除某些干扰物质的影响。

阴离子干扰的排除:氯离子、磷酸根离子、硫酸根离子等,能与 Fe^{3+} 形成有色配位离子而干扰检查,可适当增加酸度,增加硫氰酸铵试液的量,用正丁醇或异戊醇提取后比色。氯离子有影响,但加入过量的硫氰酸铵可使氯离子干扰排除;硫酸根离子干扰较大,故不能在硫酸酸性条件下进行检查。

具有环状结构的有机药物:需炽灼破坏,使铁盐转变成三氧化二铁存在,再依法检查。

(4)重金属的检查:(影响药物稳定性,有毒,以铅盐为代表检查)

第一法:硫代乙酰胺法

仅适用于供试液澄清、无色、对检查无干扰或经处理后对检查无干扰的药物。

①原理:

$$CH_3CSNH_2 + H_2O \longrightarrow CH_3CONH_2 + H_2S$$

$$H_2S + Pb^{2+} \longrightarrow PbS\downarrow + 2H^+$$

硫代乙酰胺在 pH3.5 醋酸盐缓冲液环境下水解,产生硫化氢,与重金属离子生成黄色到棕黑色的硫化物混悬液,与一定量标准铅溶液经同法处理后所呈颜色进行比较,以判断供试品中的重金属是否超过限量。

②检查方法:

对照管(甲管):取一定量标准铅溶液置 25 mL 的纳氏比色管中,加 pH3.5 醋酸盐缓冲液 2 mL,加水适量使成 25 mL,摇匀。

供试管(乙管):取一定量的样品置 25 mL 纳氏比色管中,按各品种项下规定的方法制成供试液 25 mL。

监控管(丙管):取与甲管相同量的标准铅溶液后,加入与乙管相同量的供试品,按各品种项下规定的方法制成的供试液,再加 pH3.5 醋酸盐缓冲液 2 mL,加水适量使成 25 mL,摇匀。

向上述三管中分别加入硫代乙酰胺试液 2 mL(溶液总量为 27 mL),摇匀,放置 2 min,同置白色背景上,从上向下观察,记录现象,判断结果。

结果判断:当丙管中显出的颜色不浅于甲管时,乙管中显出的颜色不深于甲管时,判为符合规定;乙管中显出的颜色深于甲管时,判为不符合规定。当丙管中显出的颜色浅于甲管时,试验无效,按照第二法重新检查。

若供试液带颜色,可在甲管与丙管中滴加少量的稀焦糖溶液或其他无干扰的有色溶液,使之均与乙管一致;再在甲、乙、丙三管中分别加硫代乙酰胺试液各2 mL,摇匀,放置2 min,同置白色背景上,自上向下透视,记录现象,判断结果。

③注意事项:

标准铅溶液:称取硝酸铅0.159 9 g,置1 000 mL量瓶中,加硝酸5 mL与水50 mL溶解后,用水稀释至刻度,摇匀,作为贮备液。临用前,精密量取贮备液10 mL,置100 mL量瓶中,加水稀释至刻度,摇匀,即得(10 μg/mL的Pb^{2+})。配制标准铅贮备液时,为防止铅盐水解,加入5 mL硝酸。标准铅溶液应在临用前配制,使用不超过一周。浓度以27 mL中含10~20 μg的Pb^{2+}为宜,呈色梯度明显。

酸度:以pH3.5为宜,此时PbS沉淀完全。酸度增大,重金属离子与硫化氢呈色变浅,酸度太大则不显色。若供试品用强酸溶解或处理中用了强酸,在加入硫代乙酰胺试液前,应先加氨水至溶液对酚酞指示液显中性,然后加入醋酸盐缓冲液。

若溶液中有微量的高铁盐存在,在弱酸性溶液中将氧化硫化氢析出硫,影响比色,此时可加入维生素C或盐酸羟胺,使Fe^{3+}还原为Fe^{2+},再分析测定。

配制供试品溶液时,如使用盐酸超过1.0 mL,氨试液超过2.0 mL,或加入其他试剂进行处理者,除另有规定外,对照液中应取同样同量的试剂置瓷皿中蒸干后,依法检查。

第二法:炽灼破坏法

适用于在水、乙醇中难溶的药物,或能与重金属离子形成配合物的有机药物。

①原理:

将供试品炽灼破坏后,加硝酸加热处理,使有机物分解、破坏完全后,再按第一法进行检查。

②检查方法:

除另有规定外,取炽灼残渣项下遗留的残渣,加硝酸 0.5 mL,蒸干,至氧化氮蒸气除尽后(或取供试品一定量,缓缓炽灼至完全炭化,放冷,加硫酸 0.5~1.0 mL,使恰湿润,低温加热至硫酸除尽,加硝酸 0.5 mL,蒸干,至氧化氮蒸气除尽后,放冷,在 500~600℃炽灼使完全炭化),放冷,加盐酸 2 mL,置水浴上蒸干后加水 15 mL,滴加氨试液至溶液对酚酞指示液显中性,再加 pH3.5 醋酸盐缓冲液 2 mL,微热溶解后,移至纳氏比色管中,加水稀释至 25 mL;另取配制供试液的试剂,至瓷皿中蒸干后,加 pH3.5 醋酸盐缓冲液 2 mL 与水 15 mL,微热溶解后,移至纳氏比色管中,加标准铅溶液一定量,再用水稀释至 25 mL;按照第一法检查。

②注意事项:

炽灼温度应控制在 500~600℃,否则重金属将损失。

炽灼的残渣用硝酸加热处理时,要蒸干氧化氮,否则亚硝酸会氧化硫化氢析出硫而影响比色。

蒸干后加盐酸使之成为氯化物,盐酸中带入重金属的机会较多,应做空白检查。

第三法:硫化钠法

适用于难溶于稀酸,但能溶于稀碱的药物,如磺胺类、巴比妥类药物。

①原理:

$S^{2-} + Pb^{2+} \longrightarrow PbS\downarrow$ (在碱性条件下)与标准铅溶液比较所呈颜色(黄色到棕黑色)。

②检查方法:

取供试品适量,加氢氧化钠试液 5 mL 和水 20 mL 使溶解,置纳氏比色管中,加硫化钠试液5滴,摇匀,与一定量标准铅溶液同法处理后,置白色背景上,自上而下透视比较所呈颜色,做出判断。

结果的判断:供试液管所显颜色浅于对照液管,判为符合规定;否则,判为不符合规定。

(5)砷盐的检查:

古蔡法:(装置见图1)

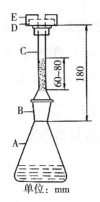

单位: mm

图1

①原理:

金属锌与酸作用生成新生态的氢,与药物中微量的砷反应生成具有挥发性的砷化氢,遇溴化汞试纸,产生黄色至棕色的砷斑。与相同条件下一定量的标准砷溶液产生的砷斑进行比较,判定供试品的砷盐是否符合限量规定。

②检查方法:

标准砷斑的制备:精密吸取标准砷溶液2 mL置A瓶中,加盐酸5 mL、水21 mL、KI试液5 mL、酸性氯化亚锡5滴,在室温下放置10 min,加Zn粒2 g,立即将导气管C密塞于A瓶上,将A瓶置25～40℃水浴中,反应45 min,取出HgBr₂试纸,即得。

样品砷斑的制备:按药品项下规定的方法制备供试液置A瓶中,加盐酸5 mL、水21 mL、KI试液5 mL、酸性氯化亚锡5滴,在室温下放置 10 min,加 Zn 粒 2 g,立即将导气管 C 密塞于 A 瓶上,将 A 瓶置 25 ~40℃水浴中,反应 45 min,取出 $HgBr_2$ 试纸,即得。

结果判断:样品砷斑的颜色浅于标准砷斑的颜色,判为符合规定;否则,判为不符合规定。

③注意事项:

标准砷溶液:称取三氧化二砷 0.132 g,置 1000 mL 量瓶中,加 20% 氢氧化钠溶液 5 mL 溶解后,用稀硫酸适量中和,再加稀硫酸 10 mL,用水稀释至刻度,摇匀,作为贮备液。临用前,精密量取贮备液 10 mL,置 1000 mL 量瓶中,加稀硫酸 10 mL,用水稀释至刻度,摇匀,即得(1 μg/mL 的 As^{3+})。

标准砷斑与样品砷斑的制备应平行、同时进行。

氯化亚锡的作用:①能将 As^{5+}——As^{3+};②碘化钾被 As^{5+} 氧化为碘分子,又被氯化亚锡还原为碘离子;③能抑制锑化氢的生成(因为锑化氢也能与溴化汞试纸作用生成锑斑,干扰试验结果);④氯化亚锡可与锌作用,在锌粒表面形成锌锡齐,起去极化作用,从而使氢气连续、均匀地发生。

碘化钾的作用:①能将 As^{5+}——As^{3+};②与锌离子能形成稳定的配位化合物,有利于砷化氢的不断生成;③能抑制锑化氢的生成。

锌粒和供试品中可能含有少量硫化物,在酸性条件下产生硫化氢气体,与溴化汞作用产生色斑,干扰试验结果,故用醋酸铅棉花吸收硫化氢。

有机结合态的砷应破坏后检查(加酸或碱),但温度应低于 600℃。

锑盐含量较多时,可改用白田道夫法检查砷,其原理为氯化亚锡在盐酸酸性条件下还原砷盐为棕褐色的胶态砷,与一定量的标准砷盐同法处理所呈的颜色比较,本法的灵敏度为 20 μg(以 As_2O_3 计)。

二乙基二硫代氨基甲酸银法:〔Ag(DDC)法)〕

原理:同古蔡法,但砷化氢导出后与 Ag(DDC)作用,生成红色的胶态银,必要时可将吸收液移入吸收池,以 Ag(DDC)为空白,在510 nm 处比色,与一定量的标准砷盐比较,以控制砷盐的限量。

加入有机碱可促进反应的进行,USP 用 0.5% Ag(DDC)的吡啶溶液(灵敏度高达 0.5 μgAs/30 mL),Ch(P2010 版)用 0.25% Ag(DDC)的三乙胺 – 氯仿溶液(灵敏度略低)。

(6)干燥失重测定法:

①定义:指药物在规定条件下,经干燥后所减失的质量,通常以百分率表示,主要用于控制药物中的水分或挥发性物质。

②测定方法:

常压恒温干燥法:适用于受热稳定的药物。

干燥剂干燥法:适用于受热易分解或易挥发的药物。常用干燥剂的吸收能力:五氧化二磷 > 硅胶 > 硫酸。

减压干燥法:适于受热不稳定、熔点低或难去除水分的药物;减压条件下,水或其他挥发性物质沸点降低,能大大缩短干燥时间、降低干燥温度。

(7)水分测定法——费休氏法:

①原理:

本法是根据碘和二氧化硫在吡啶和甲醇溶液中能与水发生定量反应的原理来测定水分的。碘和水按物质的量浓度关系起反应,每消耗 1 mol 碘,就说明存在 1 mol 的水,从消耗碘的量可以测定出水分含量。该反应是在非水溶液中进行的氧化还原反应。反应式如下:

$$I_2 + SO_2 + H_2O + 3C_5H_5N \longrightarrow 2C_5H_5NHI + C_5H_5NSO_3$$

硫酸吡啶很不稳定,易与水发生副反应,形成干扰。若有甲醇存在,则可生成稳定的化合物。可将 I_2、SO_2、C_5H_5N、CH_3OH 配在一起成为费休氏试剂。

②费休氏试剂的配制:

称取 I_2(置硫酸干燥器内干燥 48 h 以上)110 g 置具塞烧瓶中,加无水吡啶 160 mL,注意冷却,振摇,使碘全部溶解后,加无水甲醇 300 mL,称定质量,置冰浴中冷却,在避免空气中水分侵入的条件下,通入干燥的 SO_2 使质量增加 72 g,再加无水甲醇至 1000 mL,密塞,摇匀,在暗处放置 24 h,标定。

③费休氏试剂的标定:

精密称取重蒸馏水 Wg(10~30 mg)置具塞碘瓶中,加无水甲醇 2~5 mL 溶解,用费休氏试液滴定至溶液由浅黄色变为红棕色,记下消耗的体积为 A;另做空白试验,记下空白消耗的体积为 B。按下式计算:

费休试剂的滴定度 $F = W/A - B$(F 值在 4.0 mg/mL 上下为宜,3.0 mg/mL 以下滴定不敏锐)。

④供试品的测定:

精称供试品 m(g)(约消耗费休氏试液 1~5 mL),加无水甲醇 2~5 mL 溶解,用费休氏试液滴定至溶液由浅黄色变为红棕色,记下消耗的体积为 A;另做空白试验,记下空白消耗的体积为 B。按下式计算:

$$供试品中水分的含量(\%) = \frac{(A-B)F}{m} \times 100\%$$

⑤注意事项:

试剂的纯度要求高,特别是含水量要求控制在 0.1% 以下;所用仪器应干燥,并能避免空气中的水分侵入;整个测定操作应迅速,并在干燥处进行;费休氏试液不稳定,应遮光,密封,置阴凉干燥处保存,现用现标定;费休氏法不适用于测定氧化剂、还原剂及能与试液生成水的物质。

试剂的作用:碘、二氧化硫——反应物;吡啶和甲醇——溶剂、吸收反应的产物,使反应向右进行,提高反应程度。

三、实际操作

任务一　葡萄糖一般杂质检查

【任务要求】

本任务旨在通过训练,使学生掌握葡萄糖中一般杂质的检验方法、原理、反应条件及杂质限量的计算;熟悉杂质的限量检查方法;能够进行药物的一般杂质检查。

【工作场景】

本任务在天平室、药分实验室进行。

1. 仪器:电子天平、电炉、50 mL 纳氏比色管、量筒、50 mL 烧杯、刻度吸管。

2. 药品、试药、试剂:葡萄糖、稀硝酸、硝酸、标准氯化钠溶液、0.1 mol/L 硝酸银、稀盐酸、25% 氯化钡溶液、标准硫酸钾溶液、30% 硫氰酸铵溶液、标准铁溶液、醋酸盐缓冲液(pH3.5)、硫代乙酰胺试液、标准铅溶液。

【工作过程】

1. 氯化物的限量检查:取本品 0.6 g,置 50 mL 纳氏比色管中,加水溶解使成 25 mL,再加稀硝酸 10 mL,溶液若不澄清,滤过,加水使成 40 mL,加硝酸银试液 1 mL,用水稀释至 50 mL,摇匀在暗处放置 5 min,如发生浑浊,与标准氯化钠溶液 6.0 mL 同法操作所制的对照液比较,不得更深(0.01%)。

2. 硫酸盐的限量检查:取本品 2.0 g,置 50 mL 纳氏比色管中,加水溶解使成 40 mL,溶液若不澄清,滤过,加稀 HCl 2 mL,摇匀,加 25% 氯化钡溶液 5 mL,用水稀释至 50 mL,摇匀,放置 10 min,如发生浑浊,与标准硫酸钾溶液 2 mL 同法操作所制的对照液比较,不得更深(0.01%)。

3. 重金属限量检查:取本品 4.0 g,置 50 mL 纳氏比色管中,加水 23 mL 溶解,再加醋酸盐缓冲液 2.0 mL,加硫代乙酰胺试液 2 mL,摇匀放置 2 min,与标准铅溶液 2.0 mL 同法操作所制的对照液比较,不得更深(5ppm)。

4. 铁盐的限量检查:取本品 2.0 g,加水 20 mL 溶解,再加硝酸 3 滴,缓缓煮沸 5 min,用水稀释至 45 mL,加硫氰酸铵溶液(30→100)3 mL 摇匀,如显色,与标准铁溶液 2.0 mL 同法操作所制的对照液比较,不得更深(0.001%)。

【数据记录】

见附录。

任务二　阿莫西林胶囊的水分测定——费休氏法

【任务要求】

本任务旨在通过训练,使学生掌握费休氏法测定水分的检验方法、原理、反应条件及计算;熟悉水分滴定仪的使用方法;了解药物中水分检测的意义。

【工作场景】

本任务在天平室、药分实验室进行。

1. 仪器:电子天平、水分滴定仪、量筒。

2. 药品、试药、试剂:阿莫西林胶囊、费休氏试剂、无水甲醇。

【工作过程】

1. 精密称取供试品适量(消耗费休氏试液 1～5 mL),除另有规定外,溶剂为无水甲醇,用水分测定仪直接测定。或将供试品置干燥的具塞玻瓶中,加溶剂 2～5 mL,在不断振摇(或搅拌)下用费休氏试液滴定至溶液由浅黄色变为红棕色,或用永停滴定法(附录Ⅶ A)指示终点;另做空白试验,按下式计算:

$$供试品中水分含量(\%) = \frac{(A-B)F}{W} \times 100\%$$

式中:A 为供试品消耗的体积,mL;

B 为空白试验消耗的体积,mL;

F 为费休氏试剂的滴定度,mg/mL;

W 为供试品的质量,mg。

2. 阿莫西林胶囊的水分测定:取本品内容物,照水分测定法测定,含水分不得超过 16.0%。

【数据记录】

见附录。

任务三　干燥失重测定

【任务要求】

本任务旨在通过训练,使学生掌握干燥失重测定法的操作技术、原理、反应条件及计算;熟悉干燥箱、天平等仪器的使用方法;了解药物中干燥失重检查的意义。

【工作场景】

本任务在天平室、药分实验室进行。

1. 仪器:电子天平、减压干燥箱、扁形水分瓶。

2. 药品:葡萄糖酸亚铁胶囊。

【工作过程】

1. 打开干燥箱电源开关,设置加热温度。

2. 将洗涤洁净的水分瓶放置入干燥箱中,干燥恒温至所需温度 1 h 左右,取出置入干燥器中冷却,称量空瓶重 W_0 并记录数值。

3. 在空水分瓶中加入葡萄糖酸亚铁胶囊内容物约 1.0 g,精密称定总重为 W_1,将装有供试品的水分瓶放置入干燥箱中,常压恒温干燥约 5 h,取出置入干燥器中冷却,称重 W_2 并记录数值。

4. 再次将装有供试品的水分瓶放置入干燥箱中,同条件干燥约 1 h,取出置入干燥器中冷却,称重 W_3 并记录数值,直至 W_3 与 W_2 的差值不大于 0.3 mg。计算干燥失重,减失重量不超过 11.0%。

$$干燥失重 = \frac{W_1 - W_3}{W_1 - W_0} \times 100\%$$

5. 洗涤水分瓶,关闭干燥箱电源。

【数据记录】

见附录。

任务四　磺胺甲噁唑中有关物质的检查

【任务要求】

本任务旨在通过训练,使学生掌握薄层色谱法操作技术;熟悉薄层色谱法杂质检查技术。

【工作场景】

本任务在天平室、药分实验室进行。

1. 仪器:电子天平、硅胶 H 薄层板、点样器、层析缸、烧杯、量筒、滤纸、容量瓶、移液管。

2. 药品、试药、试剂:磺胺甲噁唑、三氯甲烷、甲醇、二甲基甲酰胺、乙醇、氨水、对二甲氨基苯甲醛。

【工作过程】

取本品,精密称定,加乙醇 – 浓氨溶液(9:1)制成每 1 mL 中约含 10 mg 的溶液,作为供试品溶液;精密量取适量,加乙醇 – 浓氨溶液(9:1)稀释制成每 1 mL 中含 50 μg 的溶液,作为对照溶液。照薄层色谱法(附录ⅤB)试验,吸取供试品溶液和对照溶液各 10 μL,分别点于同一以 0.1% 羧甲基纤维素钠为黏合剂的硅胶 H 薄层板上,以三氯甲烷 – 甲醇 – 二甲基甲酰胺(20:2:1)为展开剂,展开后,晾干,喷以乙醇制对二甲氨基苯甲醛试液使显色。供试品溶液如显杂质斑点,与对照溶液的主斑点比较,不得更深。

注意事项:

①所用玻璃板应洗净不挂水珠,光滑平整。

②铺板要均匀,厚度适宜,并于室温下晾干后在 110℃ 下活化 30 min,置于有干燥剂的干燥箱或干燥器中备用。

③点样点一般为圆点,不能太大。过大,易造成拖尾、扩散等现象,而影响分离效果。点样时必须注意勿损伤薄层表面。

④展开前需预先用展开剂预平衡,可在缸中加入适量的展开剂,密闭,一般保持 15 ~ 30 min。

【数据记录】

见附录。

任务五　尼群地平片的有关物质检查

【任务要求】

本任务旨在通过训练,使学生掌握高效液相色谱法操作技术;学会高效液相色谱法检查杂质技术;熟悉高效液相色谱仪的使用。

【工作场景】

本任务在天平室、药分实验室、高效液相色谱仪实验室进行。

1. 仪器:电子天平、高效液相色谱仪、烧杯、量筒、滤纸、容量瓶、移液管、漏斗。

2. 药品、试药、试剂:尼群地平片、2,6 – 二甲基 – 4 – (3 – 硝基苯基) – 3,5 – 吡啶二甲酸甲酯乙酯(杂质Ⅰ)对照品、四氢呋喃、乙腈、甲醇。

【工作过程】

1. 色谱条件与系统适用性试验:用十八烷基硅烷键合硅胶为填充剂;乙腈 – 四氢呋喃 – 水(20∶24∶56)为流动相;检测波长为237 nm;理论板数按尼群地平峰计算应不低于 3 000,尼群地平与相邻杂质峰的分离度应符合要求。

2. 测定:避光操作。取本品 20 片,精密称定,研细,精密称取细粉适量(约相当于尼群地平 50 mg),置 50 mL 量瓶中,加四氢呋喃 12 mL,振摇 10 min,再加乙腈 – 水(20∶56)混合溶液适量,振摇使尼群地平片溶解并稀释至刻度,摇匀,用 0.45 μm 滤膜滤过,取续滤液作为供试品溶液;另取 2,6 – 二甲基 – 4 – (3 – 硝基苯基) – 3,5 – 吡啶二甲酸甲酯乙酯(杂质Ⅰ)对照品,精密称定,加四氢呋喃适量使溶解,用乙腈 – 水(20∶56)混合溶液定量稀释制成每 1 mL 中约含 0.1 mg 的溶液,精密量取 1 mL,置 100 mL 量瓶中,精密加入供试品溶液1 mL,用流动相稀释至刻度,摇匀,作为对照溶液。照尼群地平有关物质项下的方法测定。供试品溶液的色谱图中如有与杂质Ⅰ峰保留时间一致的色谱峰,按外标法以峰面积计算,不得大于尼群地平标示量的0.1%;其他单个杂质峰面积不得大于对照溶液中尼群地平峰面积(1.0%),其他杂质峰面积的和不得大于对照溶液中尼群地平峰面积的2.5倍(2.5%)。

3. 测定步骤

(1)开启仪器→设定流速、波长→换流动相。

(2)系统适用性试验:取对照液S₁连续进样5针,计算理论塔板数N与RSD。

(3)空白试验:清洗系统,取溶剂进样1针,色谱图上除溶剂峰外再无别的吸收峰为止,否则继续清洗系统。

(4)样品的测定:取供试液进样1针,记录色谱图至主成分峰保留时间的2.5倍。

(5)计算:分别记下色谱图的峰面积,按要求进行计算。

【数据记录】

见附录。

附:

尼群地平有关物质检查

有关物质　避光操作。取本品约50 mg,精密称定,置50 mL量瓶中,加四氢呋喃12 mL,溶解后,用乙腈-水(20:56)混合溶液稀释至刻度,摇匀,作为供试品溶液;另取2,6-二甲基-4-(3-硝基苯基)-3,5-吡啶二甲酸甲酯乙酯(杂质Ⅰ)对照品,精密称定,加四氢呋喃适量使溶解,用乙腈-水(20:56)混合溶液定量稀释制成每1 mL中约含0.1 mg的溶液,精密量取1 mL,置100 mL量瓶中,精密加入供试品溶液1 mL,用流动相稀释至刻度,摇匀,作为对照溶液。照高效液相色谱法(附录ⅤD)试验。用十八烷基硅烷键合硅胶为填充剂;乙腈 - 四氢呋喃 - 水(20∶24∶56)为流动相;检测波长为 237 nm。取尼群地平对照品与杂质Ⅰ对照品各适量,加四氢呋喃适量使溶解,用流动相溶解并稀释制成每 1 mL 中各约含 1 mg 与 10pg 的混合溶液,取 20 μL 注入液相色谱仪,理论板数按尼群地平峰计算不低于 3 000,尼群地平峰与杂质Ⅰ峰的分离度应符合要求。取对照溶液 20 μL,调节检测灵敏度,使尼群地平色谱峰的峰高约为满量程的 50%。再精密量取供试品溶液与对照溶液各 20 μL 分别注入液相色谱仪,记录色谱图至主成分峰保留时间的 2.5 倍。供试品溶液的色谱图中如有与杂质Ⅰ峰保留时间一致的色谱峰,按外标法以峰面积计算,不得大于 0.1%;其他单个杂质峰面积不得大于对照溶液中尼群地平峰面积(1.0%),其他杂质峰面积的和不得大于对照溶液中尼群地平峰面积的 2 倍(2.0%)。

项目三　药物制剂检查技术

一、教学目标

1. 知识目标

（1）能够按照药品质量标准设计检验流程。

（2）能够按照《中国药典》、GMP、企业规范完成各类制剂检测。

2. 能力目标

（1）掌握检验过程中的各项操作技术。

（2）能熟练、规范、系统地进行检验。

（3）能够正确记录分析检验结果并准确计算、撰写检验记录和检验报告。

3. 素质目标

（1）使学生树立"质量第一、依法检测"的意识。

（2）培养严谨、细致的工作作风和诚实守信、认真负责的工作态度。

二、基础知识

中国药典制剂通则项的每一种剂型项下,对剂型的定义、外观质量要求以及常规检查项目都作了详细规定,目的是为了保证制剂的稳定性、均一性和有效性。

　　固体制剂包括片剂、胶囊剂、颗粒剂、丸剂、散剂等。

　　片剂的常规检查包括重量差异和崩解时限检查,针对某些片剂,还需要做特殊的检查,主要有含量均匀度和溶出度、释放度的检查;凡规定检查含量均匀度的片剂,可不进行重量差异的检查。凡规定检查溶出度、释放度和融变时限的片剂,可不进行崩解时限的检查。

　　胶囊剂的常规检查包括装量差异检查、崩解时限检查。

　　注射剂的常规检查分为一般检查和特殊检查。一般检查项目包括澄明度检查、装量检查、热原试验、无菌试验等。特殊检查项目包括不溶性微粒、渗透压摩尔浓度检查等,少数以植物油为溶剂的注射液还需检查植物油的碘值、酸值、皂化值。

模块一　固体制剂的常规检验技术

一、能力标准

1. 学会固体制剂的常规检验操作技术。

2. 学会重量差异检查、含量均匀度检查、溶出度检查、崩解时限检查、硬度检查、脆碎度检查的操作技术。

3. 进一步熟练紫外分光光度计、溶出仪、崩解仪、脆碎度测定仪的使用技术。

二、实际操作

任务一　片重差异与胶囊装量差异检查

【任务要求】

本任务旨在通过训练,使学生学会片剂重量差异和胶囊装量差异的检查方法及判断方法。

【工作场景】

本任务在电子天平实验室进行。

1. 仪器:电子天平、镊子。

2. 药品:药片、胶囊。

【工作过程】

1. 检查步骤

片重差异的检查:天平调零→取药片 20 片→精密称取总重并记录→求出平均片重→依次称取每片的质量并记录→比较→下结论。

胶囊装量差异的检查:天平调零→取胶囊 20 粒→精密称取总重并记录→放 1 粒胶囊于天平托盘上→调零→弃去内容物,用镊子夹脱脂棉将壳内擦拭干净,再将空壳放在天平托盘上,天平显示的负值即内容物的质量→记下此质量,保留好囊壳→照此法依次称其他 19 粒的质量→再称 20 粒的囊壳→记下总重→求出内容物的总重→求出平均装量→比较→下结论。

2. 结果判断

超出重量差异限度的不得多于 2 片(粒),并不得有 1 片(粒)超出限度的 1 倍。

片剂的重量差异限度		胶囊剂的装量差异限度	
平均重量	重量差异限度	平均装量	装量差异限度
0.30 g 以下	±7.5%	0.30 g 以下	±10%
0.30 g 或 0.30 g 以上	±5%	0.30 g 或 0.30 g 以上	±7.5%

【数据记录】

见附录。

任务二　含量均匀度检查

【任务要求】

本任务旨在通过训练,使学生学会含量均匀度的检查方法及结果判断方法。

【工作场景】

本任务在药物分析实验室和紫外光谱室进行。

1. 仪器:容量瓶(200 mL)、胶头滴管、紫外可见分光光度计、滤纸、漏斗。

2. 药品、试剂:马来酸氯苯那敏片、稀盐酸。

【工作过程】

1. 马来酸氯苯那敏片含量均匀度的检查:取本品 1 片,置 200 mL 量瓶中,加水约 50 mL,振摇使崩解后,加稀盐酸 2 mL,用水稀释至刻度,摇匀。照含量测定项下的方法测定含量,应符合规定(附录ⅩE)。

2. 检查步骤

(1)定容:取本品一片,置 200 mL 量瓶中,加水约 50 mL,振摇使崩解后,加稀盐酸 2 mL,用水稀释至刻度,摇匀。

(2)过滤:用干滤纸过滤,弃去初滤液,保留续滤液。

(3)测 UV:在 264 nm 波长处测溶液吸收度 $A(E_{1\,cm}^{1\%}=217)$。

(4)计算:$A=|100-\bar{X}|$;$S=\sqrt{\dfrac{\sum(X-\bar{X})^2}{n-1}}$

X:单剂含量;$\bar{X}$:平均含量;n:自由度

结果判断:

若 $A+1.80S\leqslant15.0$,符合规定;

若 $A+S>15.0$,不符合规定;

若 $A+1.80S>15.0$,且 $A+S\leqslant15.0$,则应另取 20 片(个)复试。根据初、复试结果,计算 30 片(个)的均值 $\bar{X}$、标准差 S 和标示量与均值之差的绝对值 A;如 $A+1.45S\leqslant15.0$,即供试品的含量均匀度符合规定;若 $A+1.45S>15.0$,则不符合规定。

【数据记录】

见附录。

任务三　崩解时限检查

【任务要求】

本任务旨在通过训练,使学生学会崩解仪的使用方法和崩解时限的检查方法及结果判断方法。

【工作场景】

本任务在制剂检验实验室进行。

1. 仪器:升降式崩解仪。

2. 药品:对乙酰氨基酚片。

【工作过程】

将吊篮通过上端的不锈钢轴悬挂于金属支架上,浸入1 000 mL烧杯中,并调节吊篮位置使其下降时筛网距烧杯底部25 mm,烧杯内盛有温度为(37±1)℃的水,调节水位高度使吊篮上升时筛网在水面下15 mm处。除另有规定外,取供试品6片,分别置上述吊篮的玻璃管中,加挡板,启动崩解仪进行检查。各片均应在规定时限内全部崩解。如有1片崩解不完全,应另取6片,按上述方法复试,均应符合规定。

各类片剂的崩解时限

片剂类型	检查法	时间限度(min)
普通片	崩解时限	15
薄膜衣片	崩解时限	30
糖衣片	崩解时限	60
肠溶衣片	崩解时限或释放度(第二法)	应符合规定
泡腾片	崩解时限	5

【数据记录】

见附录。

任务四 溶出度检查

【任务要求】

本任务旨在通过训练,使学生学会溶出仪的使用方法和溶出度的检查方法及结果判断方法。

【工作场景】

本任务在制剂检验实验室和紫外光谱室进行。

1. 仪器:容量瓶、胶头滴管、紫外可见分光光度计、滤纸、漏斗、溶出仪。

2. 药品、试剂:对乙酰氨基酚片、稀盐酸。

【工作过程】

1. 对乙酰氨基酚片溶出度的检查:取本品,照溶出度测定法(附录ⅩC 第一法),以稀盐酸 24 mL,加水至 1000 mL 为溶出介质,转速为每分钟 100 转,依法操作,经 30 min 时,取溶液滤过,精密量取续滤液适量,用 0.04% 氢氧化钠溶液稀释成每 1 mL 含对乙酰氨基酚 5 ~ 10 μg 的溶液,照紫外 – 可见分光光度法(附录Ⅳ A),在 257 nm 的波长处测定吸光度,按 $C_8H_9NO_2$ 的吸收系数($E_{1cm}^{1\%}$)为 715 计算每片的溶出量。限度为标示量的 80%,应符合规定。

2. 检查步骤

(1)方法:转篮法。

(2)条件:以稀盐酸 24 mL,加水至 1 000 mL 为溶剂,转速 100 r/min,时间 30 min。

(3)溶出度测定前的准备:

测定前,应对仪器装置进行必要的调试,第一法使转篮底部距溶出杯的内底部(25±2)mm;第二法使桨叶底部距溶出杯的内底部(25±2)mm;第三法使桨叶底部距溶出杯的内底部(15±2)mm。

溶出介质的制备:溶出介质要求脱气处理,可采用的脱气方法:取溶出介质,在缓慢搅拌下加热至约41℃,并在真空条件下不断搅拌5 min以上;或采用煮沸、超声、抽滤等其他有效的脱气方法。如果溶出介质为缓冲液,当需要调节pH时,一般调节pH至规定pH±0.05之内。

将该品种项下所规定的溶出介质经脱气,并按规定量置于溶出杯中,开启仪器的预制温度,一般应根据室温情况,可稍高于37℃,以使溶出杯中溶出介质的温度保持在(37±0.5)℃,并应使用0.1分度的温度计,逐一在溶出杯中测量,6个溶出杯之间的差异应在0.5℃之内。

(4)取样位置:

第一法应在转篮的顶端至液面的中点,并距溶出杯内壁不小于10 mm处。

第二法应在桨叶顶端至液面的中点,并距溶出杯内壁不小于10 mm处。

第三法应在桨叶顶端至液面的中点,并距溶出杯内壁不小于6 mm处。

(5)样品的测定:

分别量取经脱气处理的溶出介质,置各溶出杯内,待溶出介质温度恒定在(37±0.5)℃后,取供试品6片(粒、袋),分别投入6个干燥的转篮内,将转篮降入溶出杯中,注意供试品表面上不要有气泡,按各品种项下规定的转速启动仪器,计时;至规定的取样时间,吸取溶出液适量,立即用适当的微孔滤膜滤过,自取样至滤过应在30 s内完成。取溶液滤过,精密量取续滤液适量,用0.04%氢氧化钠溶液稀释成每1 mL含对乙酰氨基酚5~10 μg的溶液,在257

nm 波长处测定吸光度,计算每片(粒、袋)的溶出量。

【数据记录】

见附录。

任务五　硬度检查

【任务要求】

本任务旨在通过训练,使学生学会硬度测试仪的使用方法和硬度的检查方法及结果判断方法。

【工作场景】

本任务在制剂检验实验室进行。

1. 仪器:硬度测试仪。

2. 药品:普通片剂。

【工作过程】

根据所使用仪器说明书进行测定并按所规定的位置放置,至少分别测定 5 片。

在控制限度内,压片可继续进行,但若测定结果恰好在限度或有接近限度的趋势,则须立即告知操作工对机器设备进行适当的调整,调整后,另取样品再进行试验。超出控制限度,则须重新取样测定,以证实结果,若第二次测定的结果与上次一致时,应立即通知操作工对过程进行适当调整,调整后,取一新样品再次测定,一旦再次测定结果在控制范围内,则通知操作工必须更换另一收集容器收集药片。

【数据记录】

见附录。

任务六 脆碎度检查

【任务要求】

本任务旨在通过训练,使学生学会脆碎度检查仪的使用方法和脆碎度的检查方法及结果判断方法。

【工作场景】

本任务在制剂检验实验室进行。

1. 仪器:脆碎度检查仪。

2. 药品:普通片剂。

【工作过程】

1. 取样:从压片机的出口取总重约 6.5 g 片剂(当片重 ≥ 0.65 g,至少取 10 片),采用电吹风轻轻地吹去药片上的灰尘。

2. 在去皮重的天平盘内称取取好样的干净药片,精确到 ± 0.005 g。将药片放入脆碎度检查仪的圆盘中,使圆盘按规定的转数旋转,取出药片,检查外观,除去药片上的粉层并称重。并记录所有的数据和观察到的现象。

3. 碎片:一旦经脆碎度仪测定后,药片出现脱帽现象,或已破碎,则必须及时记录,并作结果超出控制限度处理。

4. 计算:根据下面公式计算脆碎度的百分率:

脆碎度% $= (a - b) \div a \times 100$

式中:a 为测定前样品质量(g);b 为测定后样品质量(g)

5. 结论:减失质量若超过 1%,则片剂脆碎度为不合格。

【数据记录】

见附录。

模块二　液体制剂的常规检验技术

一、能力标准

1. 学会液体制剂的常规检验操作技术。

2. 学会装量检查、不溶性微粒检查、渗透压摩尔浓度测定的操作技术。

3. 进一步熟悉不溶性微粒测定仪、渗透压摩尔浓度测定仪的使用技术。

二、实际操作

任务一　装量检查

【任务要求】

本任务旨在通过训练,使学生学会注射剂装量的检查方法。

【工作场景】

本任务在制剂检验实验室进行。

1. 仪器:注射器及注射针头、2 mL 容量瓶。

2. 药品:VB_{12}注射液(2 mL 规格)。

【工作过程】

按下表规定取用量抽取供试品。

标示装量	供试品取用量（支）
2 mL 或 2 mL 以下	5
2 mL 以上至 50 mL	3

取供试品,擦净瓶外壁,轻弹瓶颈部使液体全部下落,小心开启,将每支内容物分别用相应体积的干燥注射器(包括注射器针头)抽尽,注入预经标化的量具内,在室温下检视。

每支注射液的装量均不得少于其标示装量(准确至标示装量的1/100);如有少于其标示装量者,即判为不符合规定。

【数据记录】

见附录。

任务二　不溶性微粒检查

【任务要求】

本任务旨在通过训练,使学生学会不溶性微粒的检查方法。

【工作场景】

本任务在制剂检验实验室进行。

1. 仪器:GWJ-5E 型微粒检测仪。

2. 药品、试剂:氯化钠注射液(250 mL 规格)、微粒检查用水(使用前须经不大于0.45 μm 的微孔滤膜滤过)。

【工作过程】

标示装量为25 mL 或25 mL 以上的静脉用注射液或注射用浓溶液(除另有规定外),取供试品,用水将容器外壁洗净,小心翻转20次,使溶液混合均匀,立即小心开启容器,先倒出部分供试品溶液冲洗开启口及取样杯,再将供试品溶液倒入取样杯中,静置2

min 或适当时间脱气,置于取样器上(或将供试品容器直接置于取样器上)。开启搅拌或以手缓缓转动,使溶液混匀(避免气泡产生),依法测定至少 3 次,每次取样应不少于 5 mL,记录数据;另取至少 2 个供试品,同法测定。每个供试品第一次数据不计,取后续测定结果的平均值计算。

标示装量为 100 mL 或 100 mL 以上的静脉用注射液(除另有规定外),每 1 mL 中含 10 μm 及 10 μm 以上的微粒不得超过 25 粒,含 25 μm 及 25 μm 以上的微粒不得超过 3 粒。

【数据记录】

见附录。

任务三 渗透压摩尔浓度测定

【任务要求】

本任务旨在通过训练,使学生学会渗透压摩尔浓度的测定方法。

【工作场景】

本任务在制剂检验实验室进行。

1. 仪器:STY - 1A 渗透压测定仪。

2. 药品、试剂:氯化钠注射液(250 mL 规格)、渗透压测定仪校正用标准溶液、新鲜制备的水。

【工作过程】

氯化钠注射液的渗透压摩尔浓度测定:取本品,依法检查(附录Ⅸ G),渗透压摩尔浓度应为 260～320 mOsmmol/kg。

首先取适量新沸放冷的水调节仪器零点,然后由下表选择两种标准溶液(供试品溶液的渗透压摩尔浓度应介于两者之间)校正仪器,再测定供试品溶液的渗透压摩尔浓度或冰点下降值。

渗透压摩尔浓度测定仪校正用标准溶液

每1kg水中氯化钠的质量(g)	毫渗透压摩尔浓度(mOsmmol/kg)	冰点下降温度($\triangle T$℃)
3.087	100	0.186
6.260	200	0.372
9.463	300	0.558
12.684	400	0.744
15.916	500	0.93
19.147	600	1.116
22.380	700	1.302

【数据记录】

见附录。

项目四　综合检验技术

一、教学目标

1. 知识目标

(1)能够按照药品质量标准制订药物的质量检验计划。

(2)能够按照药品质量标准设计检验流程。

(3)能够按照《中国药典》、GMP、企业规范完成药物原料、辅料、各类制剂检测。

(4)掌握检验过程中的各种计算、有效数字的保留与误差的基本知识。

2. 能力目标

(1)掌握检验过程中的各项操作技术。

(2)能熟练、规范、系统地进行检验全过程的操作。

(3)能够正确记录分析检验结果并准确计算,撰写检验记录和检验报告。

3. 素质目标

(1)使学生树立"质量第一、依法检测"的意识。

(2)培养严谨、细致的工作作风,树立诚实守信、认真负责的工作态度。

二、能力标准

1. 具备独立完成纯化水、试剂、原料药、片剂、胶囊剂、注射剂的分析检验能力。

2. 具备规范书写检验记录并发放检验报告书的能力。

3. 能够熟练使用高效液相色谱仪、紫外可见分光光度计、红外分光光度计等仪器。

三、实际操作

任务一 纯化水的质量检验

【任务要求】

本任务旨在通过训练，使学生学会纯化水的质量检验方法，学会纯化水的检验记录和报告的书写。

【工作场景】

本任务在药分实验室、仪器分析实验室、微生物检验实验室进行。

1. 仪器：试管、纳氏比色管、移液管、电导率测定仪、蒸发皿、水浴锅、总有机碳测定仪。

2. 试剂：纯化水、甲基红指示液、溴麝香草酚蓝指示液、10%氯化钾溶液、硫酸、0.1%二苯胺硫酸溶液、标准硝酸盐溶液、对氨基苯磺酰胺、盐酸萘乙二胺、稀盐酸、氯化铵、标准亚硝酸盐溶液、碱性碘化汞钾试液、高锰酸钾滴定液、醋酸盐缓冲液、硫代乙酰胺试液、标准铅溶液。

【工作过程】

1. 性状

本品为无色的澄清液体,无臭,无味。

2. 检查

酸碱度 取本品10 mL,加甲基红指示液2滴,不得显红色;另取10 mL,加溴麝香草酚蓝指示液5滴,不得显蓝色。

硝酸盐 取本品5 mL置试管中,于冰浴中冷却,加10%氯化钾溶液0.4 mL与0.1%二苯胺硫酸溶液0.1 mL,摇匀,缓缓滴加硫酸5 mL,摇匀,将试管于50℃水浴中放置15 min,溶液产生的蓝色与标准硝酸盐溶液[取硝酸钾0.163 g,加水溶解并稀释至100 mL,摇匀,精密量取1 mL,加水稀释成100 mL,再精密量取10 mL,加水稀释成100 mL,摇匀,即得(每1 mL相当于1 μgNO$_3^-$)]0.3 mL,加无硝酸盐的水4.7 mL,用同一方法处理后的颜色比较,不得更深(0.000006%)。

亚硝酸盐 取本品10 mL,置纳氏管中,加对氨基苯磺酰胺的稀盐酸溶液(1→100)1 mL与盐酸萘乙二胺溶液(0.1→100)1 mL,产生的粉红色,与标准亚硝酸盐溶液[取亚硝酸钠0.750 g(按干燥品计算),加水溶解,稀释至100 mL,摇匀,精密量取1 mL,加水稀释成100 mL,摇匀,再精密量取1 mL,加水稀释成50 mL,摇匀,即得(每1 mL相当于1 μgNO$_2$)]0.2 mL,加无亚硝酸盐的水9.8 mL,用同一方法处理后的颜色比较,不得更深(0.000002%)。

氨 取本品50 mL,加碱性碘化汞钾试液2 mL,放置15 min;如显色,与氯化铵溶液(取氯化铵31.5 mg,加无氨水适量使溶解并稀释成1000 mL)1.5 mL,加无氨水48 mL与碱性碘化汞钾试液2 mL制成的对照液比较,不得更深(0.00003%)。

电导率 应符合规定(附录Ⅷ S)。

总有机碳 不得过0.50 mg/L(附录Ⅷ R)。

易氧化物　取本品 100 mL,加稀硫酸 10 mL,煮沸后,加高锰酸钾滴定液(0.02 mol/L)0.10 mL,再煮沸 10 min,粉红色不得完全消失。

不挥发物　取本品 100 mL,置 105℃恒重的蒸发皿中,在水浴上蒸干,并在 105℃干燥至恒重,遗留残渣不得过 1 mg。

重金属　取本品 100 mL,加水 19 mL,蒸发至 20 mL,放冷,加醋酸盐缓冲液(pH3.5)2 mL 与水适量使成 25 mL,加硫代乙酰胺试液 2 mL,摇匀,放置 2 min,与标准铅溶液 1.0 mL 加水 19 mL 用同一方法处理后的颜色比较,不得更深(0.00001%)。

微生物限度　取本品,采用薄膜过滤法处理后,依法检查(附录Ⅺ　J),细菌、霉菌和酵母菌总数每 1 mL 不得过 100 个。

【检验记录和报告】
结合附录药品检验记录和报告书示例书写。

任务二　氢氧化钠的质量检验

【任务要求】
本任务旨在通过训练,使学生学会氢氧化钠的质量检验方法;学会氢氧化钠的检验记录和报告的书写。

【工作场景】
本任务在药分实验室、仪器分析实验室、电子天平室进行。

1. 仪器:试管、纳氏比色管、移液管、pH 酸度计、天平、漏斗、干燥箱、坩埚。

2. 试剂:氢氧化钠、标准硫酸钾溶液、醋酸、亚硝酸钴钠、稀盐酸、氨试液、滤纸、稀盐酸、酚酞指示液、醋酸盐缓冲液(pH3.5)、硫酸滴定液、甲基橙。

【工作过程】

1. 性状

本品为熔制的白色干燥颗粒、块、棒或薄片;质坚脆,折断面显结晶性;引湿性强,在空气中易吸收二氧化碳。

本品在水中极易溶解,在乙醇中易溶。

2. 鉴别

本品的水溶液显钠盐的鉴别反应(附录Ⅲ)。

3. 检查

碱度　取本品,加水溶解制成每 1 mL 中含 0.1 mg 的溶液,依法测定(附录Ⅵ H),pH 不得小于 11.0。

溶液的颜色与澄清度　取本品 1.0 g,加水 20 mL 溶解,溶液应澄清,无色。

氯化物　取本品 0.50 g,依法检查(附录Ⅷ A),与标准氯化钠溶液 5.0 mL 制成的对照液比较,不得更浓(0.01%)。

硫酸盐　取本品 1.0 g,依法检查(附录Ⅷ B),与标准硫酸钾溶液 2.0 mL 制成的对照液比较,不得更浓(0.02%)。

钾盐　取本品 0.25 g,加水 5 mL 溶解后,加醋酸使成酸性,置冰浴中冷却,再加亚硝酸钴钠试液数滴,不得发生浑浊。

铝盐与铁盐　取本品 5.0 g,加稀盐酸 50 mL 溶解后,煮沸,放冷,加氨试液使成碱性,滤过,滤渣用水洗净,并炽灼至恒重,遗留的残渣不得过 5 mg。

重金属　取本品 1.0 g,加水 5 mL 与稀盐酸 11 mL 溶解后,煮沸,放冷,加酚酞指示液 1 滴与氨试液适量至溶液显淡红色,加醋酸盐缓冲液(pH3.5)2 mL 与水适量使成 25 mL,依法检查(附录Ⅷ H 第一法),含重金属不得过百万分之二十。

4. 含量测定

取本品约 2 g,精密称定,置 250 mL 量瓶中,加新沸过的冷水适量使溶解,放冷,用水稀释至刻度,摇匀,精密量取 25 mL,加酚酞指示液 3 滴,用硫酸滴定液(0.1 mol/L)滴定至红色消失,记录消耗硫酸滴定液(0.1 mol/L)的体积(mL),加甲基橙指示液 2 滴,继续滴加硫酸滴定液(0.1 mol/L)至显持续的橙红色,根据前后两次消耗硫酸滴定液(0.1 mol/L)的体积(mL),算出供试品中的总碱量(作为 NaOH 计算),并根据加甲基橙指示液后消耗硫酸滴定液(0.1 mol/L)的体积(mL),算出供试品中 Na_2CO_3 的含量。每 1 mL 硫酸滴定液(0.1 mol/L)相当于 8.00 mg 的 NaOH 或 21.20 mg 的 Na_2CO_3。

【检验记录和报告】

结合附录药品检验记录和报告书示例书写。

任务三 原料药的质量检验

【任务要求】

本任务旨在通过训练,使学生学会原料药的质量检验方法;学会原料药的检验记录和报告的书写。

【工作场景】

本任务在药分实验室、仪器分析实验室、电子天平室进行。

1. 仪器:熔点测定仪、旋光仪、试管、红外分光光度计、紫外可见分光光度计、原子吸收分光光度计、纳氏比色管、电子天平、移液管、酸式滴定管、锥形瓶、容量瓶。

2. 药品、试剂:维生素 C 原料药、硝酸银试液、二氯靛酚钠试液、氢氧化钠试液、稀醋酸、氯化钙、草酸、0.1 mol/L 硝酸溶液、标准铁溶液、0.1 mol/L 硝酸溶液、标准铜溶液、淀粉、碘滴定液(0.05 mol/L)。

【工作过程】

维生素 C 的质量检验

1. 性状

本品为白色结晶或结晶性粉末;无臭,味酸;久置色渐变微黄;水溶液显酸性。

本品在水中易溶,在乙醇中略溶,在氯仿或乙醚中不溶。

熔点　本品的熔点(附录Ⅵ C)为 190~192℃,熔融时同时分解。

比旋度　取本品,精密称定,加水溶解并定量稀释制成每 1 mL 中含 0.10 g 的溶液,依法测定(附录Ⅶ E),比旋度为 +20.5°至 +21.5°。

2. 鉴别

取本品 0.2 g,加水 10 mL 溶解后,照下述方法试验。

(1)取溶液 5 mL,加硝酸银试液 0.5 mL,即生成银的黑色沉淀。

(2)取溶液 5 mL,加二氯靛酚钠试液 1~2 滴,试液的颜色即消失。

(3)本品的红外光吸收图谱应与对照的图谱(光谱集 450 图)一致。

3. 检查

溶液的澄清度与颜色　取本品 3.0 g,加水 15 mL,振摇使溶解,溶液应澄清无色;如显色,将溶液经 4 号垂熔玻璃漏斗滤过,取滤液,照紫外–可见分光光度法(附录Ⅳ A),在 420 nm 的波长处测定吸收度,不得过 0.03。

草酸　取本品 0.25 g,加水 4.5 mL,振摇使维生素 C 溶解,加氢氧化钠试液 0.5 mL,加稀醋酸 1 mL,加氯化钙试液 0.5 mL,摇匀,放置 1 h,作为供试品溶液;另精密称取草酸 75 mg,置 500 mL 量瓶中,加水溶解并稀释至刻度,摇匀,精密量取 5 mL,加稀醋酸 1

mL,加氯化钙试液 0.5 mL,摇匀,放置 1 h,作为对照品溶液。供试品溶液产生的浑浊不得浓于对照品溶液(0.3%)。

炽灼残渣 不得过 0.1%(附录ⅧN)。

铁 取本品 5.0 g 两份,分别置 25 mL 量瓶中,一份中加 0.1 mol/L 硝酸溶液溶解并稀释至刻度,摇匀,作为供试品溶液(B);另一份中加标准铁溶液(精密称取硫酸铁铵 863 mg,置 1000 mL 量瓶中,加 1 mol/L 硫酸溶液 25 mL,用水稀释至刻度,摇匀,精密量取 10 mL,置 100 mL 量瓶中,加水稀释至刻度,摇匀)1.0 mL,加 0.1 mol/L 硝酸溶液溶解并稀释至刻度,摇匀,作为对照溶液(A)。照原子吸收分光光度法(附录Ⅳ D 杂质检查法),在 248.3 nm 的波长处分别测定,应符合规定。

铜 取本品 2.0 g 两份,分别置 25 mL 量瓶中,一份中加 0.1 mol/L 硝酸溶液溶解并稀释至刻度,摇匀,作为供试品溶液(B);另一份中加标准铜溶液(精密称取硫酸铜 393 mg,置 1000 mL 量瓶中,加水稀释至刻度,摇匀,精密量取 10 mL,置 100 mL 量瓶中,加水稀释至刻度,摇匀)1.0 mL,加 0.1 mol/L 硝酸溶液溶解并稀释至刻度,摇匀,作为对照溶液(A)。照原子吸收分光光度法(附录Ⅳ D 杂质检查法),在 324.8 nm 的波长处分别测定,应符合规定。

重金属 取本品 1.0 g,加水溶解成 25 mL,依法检查(附录Ⅷ H 第一法),含重金属不得过百万分之十。

4. 含量测定

取本品约 0.2 g,精密称定,加新沸过的冷水 100 mL 与稀醋酸 10 mL 使溶解,加淀粉指示液 1 mL,立即用碘滴定液(0.1 mol/L)滴定,至溶液显蓝色并在 30 s 内不褪。每 1 mL 碘滴定液(0.05 mol/L)相当于 8.806 mg 的 $C_6H_8O_6$。含 $C_6H_8O_6$ 不得少于 99.0%。

【检验记录和报告】

结合附录药品检验记录和报告书示例书写。

任务四 片剂的质量检验

【任务要求】

本任务旨在通过训练,使学生学会片剂的质量检验方法;掌握片剂的检验记录和报告的书写。

【工作场景】

本任务在药分实验室、仪器分析实验室、电子天平室、制剂检验室进行。

任务 4 - 1 维生素 C 片的质量检验

【仪器、药品与试剂】

1. 仪器:试管、紫外可见分光光度计、原子吸收分光光度计、纳氏比色管、电子天平、移液管、酸式滴定管、锥形瓶、容量瓶、漏斗、薄层板、层析缸、毛细管、崩解仪、研钵。

2. 药品、试剂:维生素 C 片、维生素 C 对照品、硅胶 GF_{254}、乙酸乙酯、乙醇、稀醋酸、淀粉指示液、碘滴定液($0.05\ mol/L$)。

【工作过程】

1. 性状

本品为白色或略带淡黄色片。

2. 鉴别

(1)取本品的细粉适量(约相当于维生素 C 0.2 g),加水 10 mL,振摇使维生素 C 溶解,滤过,取滤液照下述方法试验。

①取滤液 5 mL,加硝酸银试液 0.5 mL,即生成银的黑色沉淀。

②取滤液 5 mL,加二氯靛酚钠试液 1~2 滴,试液的颜色即消失。

（2）取本品的细粉适量（约相当于维生素 C 10 mg），加水 10 mL，振摇使维生素 C 溶解，滤过，取滤液作为供试液；另取维生素 C 对照品适量，加水溶解制成 1 mL 约含 1 mg 的溶液，作为对照品溶液。照薄层色谱法（附录 VB）试验，吸取上述两种溶液各 2 μL，分别点于同一硅胶 GF254 薄层板上，以乙酸乙酯 – 乙醇 – 水（5∶4∶1）为展开剂，展开后，晾干，立即（1 h 内）置紫外光灯（254 nm）下检视，供试品溶液所显主斑点的颜色和位置应与对照品溶液的主斑点相同。

3. 检查

溶液的颜色　取本品的细粉适量（约相当于维生素 C 1.0 g）加水 20 mL，振摇使维生素 C 溶解，滤过，滤液照紫外 – 可见分光光度法（附录 IV A），在 440 nm 的波长处测定吸光度，不得过 0.07。

其他　应符合片剂项下有关的各项规定（附录 I A）。

4. 含量测定

取本品 20 片，精密称定，研细，精密称取适量（约相当于维生素 C 0.2 g），置 100 mL 量瓶中，加新沸过的冷水 100 mL 与稀醋酸 10 mL 的混合液适量，振摇使维生素 C 溶解并稀释至刻度，摇匀，迅速滤过，精密量取续滤液 50 mL，加淀粉指示液 1 mL，用碘滴定液（0.05 mol/L）滴定，至溶液显蓝色并持续 30 s 不褪。每 1 mL 碘滴定液（0.05 mol/L）相当于 8.806 mg 的 $C_6H_8O_6$。本品含维生素 C（$C_6H_8O_6$）应为标示量的 93.0% ~ 107.0%。

【检验记录和报告】

结合附录药品检验记录和报告书示例书写。

任务 4 – 2　甲硝唑片的质量检验

【仪器、药品与试剂】

1. 仪器：溶出仪、电子天平、试管、漏斗、紫外可见分光光度计、高效液相色谱仪、容量瓶、研钵。

2. 药品、试剂:甲硝唑片、氢氧化钠试液、稀盐酸、硫酸溶液(3→100)、三硝基苯酚试液、滤纸、盐酸溶液(9→1000)、甲醇。

【工作过程】

1. 性状

本品为白色或类白色片。

2. 鉴别

(1)取本品的细粉适量(约相当于甲硝唑 10 mg),加氢氧化钠试液 2 mL 微温,即得紫红色溶液;滴加稀盐酸使成酸性即变成黄色,再滴加过量氢氧化钠试液则变成橙红色。

(2)取本品的细粉适量(约相当于甲硝唑 0.2 g),加硫酸溶液(3→100)4 mL,振摇使甲硝唑溶解,滤过,滤液中加三硝基苯酚试液 10 mL,放置后即生成黄色沉淀。

(3)在含量测定项下记录的色谱图中,供试品溶液主峰的保留时间应与对照品溶液主峰的保留时间一致。

3. 检查

溶出度 取本品,照溶出度测定法(附录Ⅹ C 第一法),以盐酸溶液(9→1000)900 mL 为溶出介质,转速为 100 r/min,依法操作,经 30 min 时,取溶液,滤过,精密量取续滤液 3 mL,置 50 mL 量瓶中,用溶出介质稀释至刻度,摇匀,照紫外 - 可见分光光度法(附录Ⅳ A),在 277 nm 的波长处测定吸光度,按 $C_6H_9N_3O_3$ 的吸收系数($E_{1cm}^{1\%}$)为 377 计算每片的溶出量。限度为标示量的 80%,应符合规定。

其他 应符合片剂项下有关的各项规定(附录Ⅰ A)。

4. 含量测定

照高效液相色谱法(附录Ⅴ D)测定。

色谱条件与系统适用性试验:用十八烷基硅烷键合硅胶为填充剂;以甲醇 - 水(20:80)为流动相;检测波长为 320 nm。理论板数按甲硝唑峰计算不低于 2 000。

测定法:取本品 20 片,精密称定,研细,精密称取细粉适量(约相当于甲硝唑 0.25 g),置 50 mL 量瓶中,加 50% 甲醇适量,振摇使甲硝唑溶解,用 50% 甲醇稀释至刻度,摇匀,滤过,精密量取续滤液 5 mL 置 100 mL 量瓶中,用流动相稀释至刻度,摇匀,精密量取 10 μL 注入液相色谱仪,记录色谱图;另精密称取甲硝唑对照品适量,加流动相溶解并定量稀释制成每 1 mL 中约含 0.25 mg 的溶液,同法测定。按外标法以峰面积计算,即得。本品含甲硝唑($C_6H_9N_3O_3$)应为标示量的 93.0% ~ 107.0% 。

【检验记录和报告】

结合附录药品检验记录和报告书示例书写。

任务 4 - 3 布洛芬片的质量检验

【仪器、药品与试剂】

1. 仪器:溶出仪、电子天平、试管、漏斗、紫外可见分光光度计、高效液相色谱仪、容量瓶、研钵、红外分光光度计。

2. 药品、试剂:布洛芬片、布洛芬对照品、0.4% 氢氧化钠溶液、丙酮、磷酸盐缓冲液(pH7.2)、甲醇、醋酸钠缓冲液、乙腈。

【工作过程】

1. 性状

本品为糖衣或薄膜衣片,除去包衣后显白色。

2. 鉴别

(1)取本品的细粉适量,加 0.4% 氢氧化钠溶液制成每 1 mL 中含布洛芬 0.25 mg 的溶液,滤过,取续滤液,照紫外 - 可见分光光度法(附录Ⅳ A)测定,在 265 nm 与 273 nm 的波长处有最大吸收,在 245 nm 与 271 nm 的波长处有最小吸收,在 259 nm 的波长处有一肩峰。

(2)取供试品 5 片,研细,加丙酮 20 mL 使溶解,滤过,取滤液挥干,真空干燥后测定。本品的红外光吸收图谱应与对照的图谱(光谱集 943 图)一致。

(3)在含量测定项下记录的色谱图中,供试品溶液主峰的保留时间应与对照品溶液主峰的保留时间一致。

3. 检查

溶出度　取本品,照溶出度测定法(附录 X C 第一法),以磷酸盐缓冲液(pH7.2)900 mL 为溶出介质,转速为 100 r/min,依法操作,经 30 min,取溶液,滤过,精密量取续滤液适量,用溶出介质定量稀释制成每 1 mL 中约含布洛芬 0.1 mg 的溶液,作为供试品溶液。另取布洛芬对照品,精密称定,加甲醇适量溶解并用溶出介质定量稀释制成每 1 mL 中约含 0.1 mg 的溶液,作为对照品溶液。取上述两种溶液,照含量测定项下的方法测定,计算每片的溶出量。限度为标示量的 75%,应符合规定。

其他　应符合片剂项下有关的各项规定(附录 I A)。

4. 含量测定

照高效液相色谱法(附录 V D)测定。

色谱条件与系统适用性试验:用十八烷基硅烷键合硅胶为填充剂;以醋酸钠缓冲液(取醋酸钠 6.13 g,加水 750 mL 使溶解,用冰醋酸调节 pH 至 2.5)－乙腈(40:60)为流动相;检测波长为 263 nm。理论板数按布洛芬峰计算不低于 2 500。

测定法:取本品 20 片(糖衣片应除去包衣),精密称定,研细,精密称取适量(约相当于布洛芬 50 mg),置 100 mL 量瓶中,加甲醇适量,振摇使布洛芬溶解,用甲醇稀释至刻度,摇匀,滤过,精密量取续滤液 20 μl,注入液相色谱仪,记录色谱图;另取布洛芬对照品

25 mg,精密称定,置 50 mL 量瓶中,加甲醇 2 mL 使溶解,用甲醇稀释至刻度,摇匀,同法测定。按外标法以峰面积计算,即得。本品含布洛芬($C_{13}H_{18}O_2$)应为标示量的 95.0% ~ 105.0%。

【检验记录和报告】

结合附录药品检验记录和报告书示例书写。

任务 4-4 尼莫地平片的质量检验

【仪器、药品与试剂】

1. 仪器:溶出仪、电子天平、试管、漏斗、紫外可见分光光度计、高效液相色谱仪、容量瓶、研钵。

2. 药品、试剂:尼莫地平片、尼莫地平对照品、乙醇、5% 硫酸亚铁铵溶液、1.5 mol/L 硫酸溶液、0.5 mol/L 氢氧化钾溶液、醋酸盐缓冲液、甲醇、乙腈。

【工作过程】

1. 性状

本品为类白色至淡黄色片、薄膜衣片或糖衣片;除去包衣后,显类白色至淡黄色。

2. 鉴别

(1)取本品的细粉适量(约相当于尼莫地平 40 mg),加乙醇 5 mL,振摇使尼莫地平溶解,滤过,取续滤液约 3 mL,加新制的 5% 硫酸亚铁铵溶液 2 mL,加 1.5 mol/L 硫酸溶液 1 滴与 0.5 mol/L 氢氧化钾溶液 1 mL,强烈振摇,1 min 内沉淀由灰绿色变为红棕色。

(2)在含量测定项下记录的色谱图中,供试品溶液主峰的保留时间应与对照品溶液主峰的保留时间一致。

3. 检查

有关物质 避光操作。取含量测定项下的细粉适量(约相当于尼莫地平 10 mg),精密称定,置 50 mL 量瓶中,加流动相适量,超声处理 15 min 使尼莫地平溶解,放冷,用流动相稀释至刻度,摇匀,离心 10 min(3000 r/min),取上清液作为供试品溶液;另取杂质 I (同尼莫地平有关物质项下)对照品,精密称定,加流动相溶解并定量稀释制成每 1 mL 中约含 20 μg 的溶液,精密量取 5 mL,置 100 mL 量瓶中,精密加入供试品溶液 1 mL,用流动相稀释至刻度,摇匀,作为对照溶液。照尼莫地平有关物质项下的方法测定。供试品溶液的色谱图中如有杂质峰,除相对保留时间小于 0.35 的色谱峰不计外,如有与杂质 I 保留时间一致的色谱峰,按外标法以峰面积计算,不得过尼莫地平标示量的 0.5%;其他单个杂质峰面积不得大于对照溶液中尼莫地平峰面积(1.0%),各杂质峰面积(杂质 I 峰面积乘以 1.78)的和不得大于对照溶液中尼莫地平峰面积的 2 倍(2.0%)。供试品溶液中任何小于对照溶液主峰面积 0.02 倍的色谱峰可忽略不计。

含量均匀度(20 mg 规格)　避光操作。取本品 1 片,置研钵中,研细,加流动相适量研磨,并用流动相分次转移至 100 mL 量瓶中,照含量测定项下的方法,自"超声处理 15 min 使尼莫地平溶解"起,依法测定含量,应符合规定(附录Ⅹ E)。

溶出度　避光操作。取本品,照溶出度测定法(附录Ⅹ C 第二法),以醋酸盐缓冲液(取醋酸钠 0.299 g,加水 50 mL,振摇使溶解,加冰醋酸 0.174 g,用水稀释至 100 mL,摇匀,即得,pH4.5)(含 0.3%十二烷基硫酸钠)900 mL 为溶出介质,转速为 75 r/min,依法操作,经 30 min 时,取溶液滤过,精密量取续滤液 10 mL,置 20 mL (20 mg 规格)或 25 mL(30 mg 规格)量瓶中,加溶出介质稀释至刻度,摇匀,作为供试品溶液;另取尼莫地平对照品约 10 mg,精密称定,置 100 mL 量瓶中,加乙醇 10 mL,振摇使溶解,加溶出介质稀释至刻度,摇匀,精密量取 5 mL,置 50 mL 量瓶中,加溶出介质稀释至刻度,摇匀,作为对照品溶液。分别取供试品溶液与对照品溶液,照紫外－可见分光光度法(附录ⅣA),在238 nm 的波长处分别测定吸光度,计算每片的溶出量,限度为标示量的85%,应符合规定。

其他 应符合片剂项下有关的各项规定(附录ⅠA)。

4. 含量测定

照高效液相色谱法(附录ⅤD)测定。

色谱条件与系统适用性试验:用十八烷基硅烷键合硅胶为填充剂;以甲醇－乙腈－水(35∶38∶27)为流动相;检测波长为235 nm。理论板数按尼莫地平峰计算不低于8 000,尼莫地平峰与相邻杂质峰的分离度应符合要求。

测定法:避光操作。取本品20片(糖衣片应除去包衣),精密称定,研细,精密称取适量(约相当于尼莫地平10 mg),置50 mL量瓶中,加流动相适量,超声处理15 min 使尼莫地平溶解,放冷,用流动相稀释至刻度,摇匀,离心10 min(3000 r/min),精密量取上清液5 mL,置50 mL量瓶中,用流动相稀释至刻度,摇匀,精密量取10 μL,注入液相色谱仪,记录色谱图;另取尼莫地平对照品,精密称定,加流动相溶解并定量稀释制成每1 mL 中约含20 μg 的溶液,同法测定。按外标法以峰面积计算,即得。本品含尼莫地平($C_{21}H_{26}N_2O_7$)应为标示量的90.0%~110.0%。

【检验记录和报告】

结合附录药品检验记录和报告书示例书写。

附:

尼莫地平有关物质检查方法

有关物质 避光操作。取本品适量,精密称定,加流动相溶解并稀释制成每1 mL 中约含0.2 mg 的溶液,作为供试品溶液;另取2,6－二甲基－4－(3－硝基苯基)－3,5－吡啶二甲酸－2－甲氧乙酯异丙酯(杂质Ⅰ)对照品,精密称定,用流动相溶解并定量稀释制成每1 mL中约含20 μg的溶液,精密量取1 mL,置100 mL量瓶中,精密加入供试品溶液1 mL,用流动相稀释至刻度,摇匀,作为对照溶液。照高效液相色谱法(附录ⅤD)测定,用十八烷基硅烷键合硅胶为填充剂,以甲醇-乙腈-水(35:38:27)为流动相,检测波长为235 nm。取尼莫地平对照品与杂质Ⅰ对照品各适量,用流动相溶解并定量稀释制成每1 mL中各约含200 μg与1 μg的混合溶液,取20 μL注入液相色谱仪,尼莫地平峰与杂质Ⅰ峰的分离度应大于3.0。取对照溶液20 μL注入液相色谱仪,调节检测灵敏度,使尼莫地平色谱峰的峰高约为满量程的50%;再精密量取供试品溶液与对照溶液各20 μL,分别注入液相色谱仪,记录色谱图至主成分峰保留时间的3倍。供试品溶液的色谱图中如有与杂质Ⅰ保留时间一致的色谱峰,按外标法以峰面积计算,不得过0.1%;其他单个杂质峰面积不得大于对照溶液中尼莫地平峰面积的0.5倍(0.5%),各杂质峰面积(杂质Ⅰ峰面积乘以1.78)的和不得大于对照溶液中尼莫地平峰面积(1.0%)。供试品溶液中任何小于对照溶液主峰面积0.02倍的色谱峰可忽略不计。

任务4-5 异烟肼片的质量检验

【仪器、药品与试剂】

1. 仪器:溶出仪、电子天平、试管、漏斗、高效液相色谱仪、容量瓶、研钵、鼓风干燥箱、薄层板、层析缸、毛细管。

2. 药品、试剂:异烟肼片、滤纸、氨制硝酸银试液、乙醇、丙酮、0.02 mol/L磷酸氢二钠溶液(用磷酸调pH至6.0)、甲醇。

【工作过程】

1. 性状

本品为白色或类白色片。

2. 鉴别

（1）取本品的细粉适量（约相当于异烟肼 0.1 g），加水 10 mL，振摇，滤过，滤液加氨制硝酸银试液 1 mL，即发生气泡与黑色浑浊，并在试管壁上生成银镜。

（2）在含量测定项下记录的色谱图中，供试品溶液主峰的保留时间应与对照品溶液主峰的保留时间一致。

（3）取本品细粉适量（约相当于异烟肼 50 mg），加乙醇 10 mL，研磨溶解，滤过，滤液蒸干，残渣经减压干燥，依法测定。本品的红外光吸收图谱应与对照的图谱（光谱集 166 图）一致。

3. 检查

游离肼　取本品细粉适量，加丙酮－水（1:1）使异烟肼溶解并稀释制成每 1 mL 中约含异烟肼 100 mg 的溶液，滤过，取续滤液作为供试品溶液。照异烟肼游离肼项下的方法测定。在供试品溶液主斑点前方与对照品溶液主斑点相应的位置上，不得显黄色斑点。

有关物质　取本品细粉适量，加水使异烟肼溶解并稀释制成每 1 mL 中约含异烟肼 0.5 mg 的溶液，滤过，取续滤液作为供试品溶液。照异烟肼有关物质项下的方法测定。供试品溶液的色谱图中如有杂质峰，单个杂质峰面积不得大于对照溶液主峰面积的 0.5 倍（0.5%），各杂质峰面积的和不得大于对照溶液主峰面积（1.0%）。

溶出度　取本品，照溶出度测定法（附录Ⅹ C 第一法），以水 1000 mL 为溶出介质，转速为 100 r/min，依法操作，经 30 min 时，取溶液滤过，精密量取续滤液适量，用水定量稀释制成每 1 mL 中含 10～20 μg 的溶液，照紫外－可见分光光度法（附录Ⅳ A），在 263 nm 波长处测定吸光度，按 $C_6H_7N_3O$ 的吸收系数（$E_{1cm}^{1\%}$）为 307 计算每片的溶出量。限度为标示量的 60%，应符合规定。

其他　应符合片剂项下有关的各项规定（附录Ⅰ A）。

4. 含量测定

照高效液相色谱法(附录ⅤD)测定。

色谱条件与系统适用性试验:用十八烷基硅烷键合硅胶为填充剂;以0.02 mol/L磷酸氢二钠溶液(用磷酸调pH至6.0) – 甲醇(85:15)为流动相;检测波长为262 nm。理论板数按异烟肼峰计算不低于4 000。

测定法:取本品20片,精密称定,研细,精密称取适量,加水使异烟肼溶解并定量稀释制成每1 mL中约含异烟肼0.1 mg的溶液,滤过,取续滤液,精密量取10 μL注入液相色谱仪,记录色谱图;另取异烟肼对照品,同法测定。按外标法以峰面积计算,即得。本品含异烟肼($C_6H_7N_3O$)应为标示量的95.0% ~ 105.0%。

【检验记录和报告】

结合附录药品检验记录和报告书示例书写。

附:

异烟肼有关物质和游离肼检查方法

有关物质 取本品,加水溶解并稀释制成每1 mL中约含异烟肼0.5 mg的溶液,作为供试品溶液,精密量取1 mL,置100 mL量瓶中,加水稀释至刻度,摇匀,作为对照溶液。照含量测定项下的色谱条件,取对照液10 μL注入液相色谱仪,调节检测灵敏度,使主成分色谱峰的峰高约为满量程的20%;再精密量取供试品溶液与对照溶液各10 μL,分别注入液相色谱仪,记录色谱图至主成分峰保留时间的3.5倍。供试品溶液的色谱图中如有杂质峰,单个杂质峰面积不得大于对照溶液主峰面积的0.35倍(0.35%),各杂质峰面积的和不得大于对照溶液主峰面积(1.0%)。

游离肼 取本品,加丙酮 – 水(1:1)溶解并稀释制成每1 mL

中约含异烟肼 100 mg 的溶液,作为供试品溶液;另取硫酸肼对照品,加丙酮 - 水(1:1)溶解并稀释制成每 1 mL 中约含 0.08 mg(相当于游离肼 20 μg)的溶液,作为对照溶液;取异烟肼与硫酸肼各适量,加丙酮 - 水(1:1)溶解并稀释制成每 1 mL 中分别含异烟肼 100 mg 和硫酸肼 0.08 mg 的混合溶液,作为系统适应性试验溶液。照薄层色谱法(附录ⅤB)试验,吸取上述三种溶液各 5 μL,分别点于同一硅胶 G 薄层板上,以异丙醇 - 丙酮(3:2)为展开剂,展开,晾干,喷以乙醇制对二甲氨基苯甲醛试液,15 min 后检视。系统适应性试验所显游离肼与异烟肼的斑点应完全分离,游离肼的 Rf 值约为 0.75,异烟肼的 Rf 值约为 0.56,在供试品溶液主斑点前方与对照品溶液主斑点相应的位置上,不得显黄色斑点。

任务4 - 6 醋酸泼尼松片的质量检验

【仪器、药品与试剂】

1. 仪器:试管、漏斗、水浴锅、蒸发皿、层析缸、薄层板、毛细管、研钵、鼓风干燥箱、红外分光光度计、高效液相色谱仪、容量瓶、超声仪、溶出仪、移液管。

2. 药品、试剂:醋酸泼尼松片、三氯甲烷、滤纸、硅胶 G、二氯甲烷、乙醚、甲醇、碱性四氮唑蓝试液、乙醇、甲醇、0.25% 十二烷基硫酸钠溶液、醋酸泼尼松对照品、乙腈。

【工作过程】

1. 性状

本品为白色片。

2. 鉴别

取本品的细粉适量(约相当于醋酸泼尼松 0.1 g),加三氯甲烷 50 mL,搅拌使醋酸泼尼松溶解,滤过,滤液照下述方法(1)(2)试验。

（1）取滤液，置水浴上蒸干，残渣照醋酸泼尼松项下的鉴别（2）项试验，显相同的反应。

（2）取滤液作为供试品溶液；另取醋酸泼尼松对照品，加三氯甲烷溶解并稀释制成每 1 mL 中约含 2 mg 的溶液，作为对照品溶液。照薄层色谱法（附录ⅤB）试验，吸取上述两种溶液各 5 μL，分别点于同一硅胶 G 薄层板上，以二氯甲烷－乙醚－甲醇－水（385∶60∶15∶2）为展开剂，展开，晾干，在 105℃ 干燥 10 min，放冷，喷以碱性四氮唑蓝试液，立即检视。供试品溶液所显主斑点的位置和颜色应与对照品溶液的主斑点相同。

（3）在含量测定项下记录的色谱图中，供试品溶液主峰的保留时间应与对照品溶液主峰的保留时间一致。

（4）取本品细粉适量（约相当于醋酸泼尼松 50 mg），加乙醇 10 mL 研磨使溶解，滤过，滤液室温挥干，残渣经减压干燥，依法测定。本品的红外光吸收图谱应与对照的图谱（光谱集 549 图）一致。

以上（2）（3）两项可选做一项。

3. 检查

含量均匀度　取本品 1 片，置 50 mL 量瓶中，加甲醇适量，超声使醋酸泼尼松溶解，放冷，用甲醇稀释至刻度，摇匀，滤过，精密量取续滤液 20 μL，照含量测定项下的方法测定，按外标法以峰面积计算每片的含量，应符合规定（附录Ⅹ E）。

溶出度　取本品，照溶出度测定法（附录Ⅹ C 第二法），以 0.25% 十二烷基硫酸钠溶液 600 mL 为溶出介质，转速为 100 r/min，依法操作，经 45 min 时，取溶液适量，滤过，取续滤液作为供试品溶液；另取醋酸泼尼松对照品约 10 mg，精密称定，置 100 mL 量瓶中，加无水乙醇 10 mL，振摇使溶解，用溶出介质稀释至刻度，摇匀，精密量取 2 mL，置 25 mL 量瓶中，用溶出介质稀释至刻度，摇匀，作为对照品溶液。精密量取供试品溶液与对照品溶液各 20

μL,照含量测定项下的方法,依法测定。按外标法以峰面积计算每片的溶出量。限度为标示量的70%,应符合规定。

其他　应符合片剂项下有关的各项规定(附录ⅠA)。

4. 含量测定

照高效液相色谱法(附录ⅤD)测定。

色谱条件与系统适用性试验:用十八烷基硅烷键合硅胶为填充剂;以乙腈－水(33:67)为流动相;检测波长为240 nm。醋酸泼尼松峰与相邻杂质峰的分离度应符合要求。

测定法　取本品20片,精密称定,研细,精密称取适量(约相当于醋酸泼尼松5 mg),置50 mL量瓶中,加甲醇30 mL,充分振摇使醋酸泼尼松溶解,用甲醇稀释至刻度,摇匀,滤过,精密量取续滤液20 μL注入液相色谱仪,记录色谱图;另取醋酸泼尼松对照品,同法测定。按外标法以峰面积计算,即得。本品含醋酸泼尼松($C_{23}H_{28}O_6$)应为标示量的90.0%～110.0%。

【检验记录和报告】

结合附录药品检验记录和报告书示例书写。

附:醋酸泼尼松鉴别(2)方法:

鉴别(2):取本品约5 mg,加硫酸1 mL使溶解,放置5 min钟,即显橙色;将此溶液倾入10 mL水中,即变成黄色,并渐渐变为蓝绿色。

任务4-7　对乙酰氨基酚片的质量检验

【仪器、药品与试剂】

1. 仪器:试管、研钵、漏斗、红外分光光度计、移液管、鼓风干燥箱、紫外可见分光光度计、溶出仪、容量瓶、电子天平。

2. 药品、试剂:对乙酰氨基酚片、乙醇、三氯化铁、稀盐酸、亚硝酸钠试液、碱性 β － 萘酚试液、丙酮、KBr、甲醇、对氨基酚对照品、对乙酰氨基酚对照品、稀盐酸、0.04%氢氧化钠溶液。

【工作过程】

1. 性状

本品为白色片、薄膜衣或明胶包衣片,除去包衣后显白色。

2. 鉴别

(1)取本品的细粉适量(约相当于对乙酰氨基酚0.5 g),用乙醇20 mL分次研磨使对乙酰氨基酚溶解,滤过,合并滤液,蒸干,残渣照对乙酰氨基酚项下的鉴别(1)、(2)项试验,显相同的反应。

(2)取本品细粉适量(约相当于对乙酰氨基酚100 mg),加丙酮10 mL,研磨溶解,滤过,滤液水浴蒸干,残渣经减压干燥,依法测定。本品的红外光吸收图谱应与对照的图谱(光谱集131图)一致。

3. 检查

对氨基酚 临用新制。取本品细粉适量(约相当于对乙酰氨基酚0.2 g),精密称定,置10 mL量瓶中,加溶剂[甲醇-水(4:6)]适量,振摇使对乙酰氨基酚溶解,加溶剂稀释至刻度,摇匀,滤过,取续滤液作为供试品溶液;另取对氨基酚对照品和对乙酰氨基酚对照品适量,精密称定,加上述溶剂制成每1 mL中各约含20 μg的混合溶液,作为对照品溶液。照对乙酰氨基酚中对氨基酚及有关物质项下的色谱条件试验,供试品溶液的色谱图中如有与对照品溶液中对氨基酚保留时间一致的色谱峰,按外标法以峰面积计算,含对氨基酚不得过标示量的0.1%。

溶出度 取本品,照溶出度测定法(附录X C第一法),以稀盐酸24 mL加水至1000 mL为溶出介质,转速为100 r/min,依法操作,经30 min时,取溶液滤过,精密量取续滤液适量,用0.04%氢氧化钠溶液稀释成每1 mL中约含对乙酰氨基酚5~10 μg的溶液,照紫外-可见分光光度法(附录Ⅳ A),在257 nm的波长处测定吸光度,按 $C_8H_9NO_2$ 的吸收系数($E_{1cm}^{1\%}$)为 715 计算每片的溶出量。限度为标示量的 80%,应符合规定。

其他 应符合片剂项下有关的各项规定(附录ⅠA)。

4. 含量测定

取本品 20 片,精密称定,研细,精密称取细粉适量(约相当于对乙酰氨基酚 40 mg),置 250 mL 量瓶中,加 0.4% 氢氧化钠溶液 50 mL 与水 50 mL,振摇 15 min,用水稀释至刻度,摇匀,滤过,精密量取续滤液 5 mL,置 100 mL 量瓶中,加 0.4% 氢氧化钠溶液 10 mL,加水至刻度,摇匀,照紫外 – 可见分光光度法(附录ⅣA),在 257 nm 的波长处测定吸光度,按 $C_8H_9NO_2$ 的吸收系数为 715 计算,即得。本品含对乙酰氨基酚($C_8H_9NO_2$)应为标示量的 95.0% ~105.0%。

【检验记录和报告】

结合附录药品检验记录和报告书示例书写。

附:对乙酰氨基酚鉴别方法:

鉴别:

(1)本品的水溶液加三氯化铁试液,即显蓝紫色。

(2)取本品约 0.1 g,加稀盐酸 5 mL,置水浴中加热 40 min,放冷;取 0.5 mL,滴加亚硝酸钠试液 5 滴,摇匀,用水 3 mL 稀释后,加碱性 β – 萘酚试液 2 mL,振摇,即显红色。

任务 4 – 8 尼群地平片的质量检验

【仪器、药品与试剂】

1. 仪器:试管、研钵、漏斗、红外分光光度计、移液管、紫外可见分光光度计、溶出仪、容量瓶、电子天平、鼓风干燥箱、高效液相色谱仪。

2. 药品、试剂:尼群地平片、尼群地平对照品、丙酮、20% 氢氧化钠溶液、无水乙醇、丙酮、四氢呋喃、乙腈、0.1 mol/L 盐酸溶液、乙醇、KBr。

【工作过程】

1. 性状

本品为淡黄色片。

2. 鉴别

(1)取本品的细粉适量(约相当于尼群地平 50 mg),加丙酮 2 mL,振摇,滤过,滤液加 20% 氢氧化钠溶液 2 ~ 3 滴,振摇,溶液显橙黄色。

(2)在含量测定项下记录的色谱图中,供试品溶液主峰的保留时间应与对照品溶液主峰的保留时间一致。

(3)避光操作。取本品的细粉适量(约相当于尼群地平 10 mg),置 100 mL 量瓶中,加无水乙醇适量,振摇使尼群地平溶解,加无水乙醇至刻度,摇匀,滤过,取续滤液,用无水乙醇制成每 1 mL 中约含 20 μg 的溶液,照尼群地平项下的鉴别(2)项试验,显相同的结果。

(4)避光操作。取本品(约相当于尼群地平 100 mg),研细,加丙酮 10 mL,振摇使溶解,滤过,滤液暗处挥干,残渣经减压干燥,依法测定。本品的红外光吸收图谱应与对照的图谱(光谱集 600 图)一致。

3. 检查

有关物质 避光操作。取含量测定项下的细粉,精密称取适量(约相当于尼群地平 50 mg),置 50 mL 量瓶中,加四氢呋喃 12 mL,振摇 10 min,再加乙腈 – 水(20∶56)混合溶液适量,振摇使尼群地平片溶解并稀释至刻度,摇匀,用 0.45 μm 滤膜滤过,取续滤液作为供试品溶液;另取杂质 Ⅰ 对照品(同尼群地平有关物质项下),精密称定,加四氢呋喃适量使溶解,用乙腈 – 水(20∶56)混合溶液定量稀释制成每 1 mL 中约含 0.1 mg 的溶液,精密量取 1 mL,置 100 mL 量瓶中,精密加入供试品溶液 1 mL,用流动相稀释至刻度,摇匀,作为对照溶液。照尼群地平有关物质项下的方法测定。供试品溶液的色谱图中如有与杂质 Ⅰ 峰保留时间一致的色谱峰,按外标法以峰面积计算,不得大于尼群地平标示量的 0.1%;其他单个杂质峰面积不得大于对照溶液中尼群地平峰面积(1.0%),其他杂质峰面积的和不得大于对照溶液中尼群地平峰面积的 2.5 倍(2.5%)。

含量均匀度　避光操作。取本品 1 片,置 100 mL 量瓶中,加水 2 mL 振摇使崩解,加四氢呋喃 24 mL,振摇 10 min,再加乙腈 - 水(20:56)混合溶液适量,振摇使尼群地平片溶解并稀释至刻度,摇匀,用 0.45 μm 滤膜滤过,取续滤液作为供试品溶液。照含量测定项下的方法测定含量,应符合规定(附录 X E)。

溶出度　避光操作。取本品,照溶出度测定法(附录 X C 第二法),以 0.1 mol/L 盐酸溶液 - 乙醇(70:30)900 mL 为溶出介质,转速为 100 r/min,依法操作,经 60 min 时,取溶液滤过,取续滤液,照紫外 - 可见分光光度法(附录 Ⅳ A),在 237 nm 的波长处测定吸光度;另精密称取尼群地平对照品约 14 mg,置 25 mL 量瓶中,加乙醇溶解并稀释至刻度,摇匀,精密量取 2 mL,置 100 mL 量瓶中,加溶出介质稀释至刻度,摇匀,同法测定,计算每片的溶出量。限度为标示量的 75%,应符合规定。

其他　应符合片剂项下有关的各项规定(附录 Ⅰ A)。

4. 含量测定

照高效液相色谱法(附录 Ⅴ D)测定。

色谱条件与系统适用性试验:用十八烷基硅烷键合硅胶为填充剂;乙腈 - 四氢呋喃 - 水(20:24:56)为流动相;检测波长为 237 nm。理论板数按尼群地平峰计算不低于 3 000,尼群地平峰与相邻杂质峰的分离度应符合要求。

测定法:避光操作。取本品 20 片,精密称定,研细,精密称取适量(约相当于尼群地平 10 mg),置 100 mL 量瓶中,加水 2 mL,四氢呋喃 24 mL,振摇 10 min,再加乙腈 - 水(20∶56)混合溶液适量,振摇使尼群地平片溶解并稀释至刻度,摇匀,用 0.45 μm 滤膜滤过,精密量取续滤液 20 μL,注入液相色谱仪,记录色谱图;另取尼群地平对照品,精密称定,加四氢呋喃适量使溶解,用乙腈 - 水(20∶56)混合溶液定量稀释制成每 1 mL 中约含 0.1 mg 的溶液,同法测定。按外标法以峰面积计算,即得。本品含尼群地平(C$_{18}$H$_{20}$NO$_6$)应为标示量的 90.0% ~110.0%。

【检验记录和报告】

结合附录药品检验记录和报告书示例书写。

附:

尼群地平有关物质检查

有关物质　避光操作。取本品约 50 mg,精密称定,置 50 mL 量瓶中,加四氢呋喃 12 mL,溶解后,用乙腈 - 水(20∶56)混合溶液稀释至刻度,摇匀,作为供试品溶液;另取 2,6 - 二甲基 - 4 - (3 - 硝基苯基) - 3,5 - 吡啶二甲酸甲酯乙酯(杂质Ⅰ)对照品,精密称定,加四氢呋喃适量使溶解,用乙腈 - 水(20∶56)混合溶液定量稀释制成每 1 mL 中约含 0.1 mg 的溶液,精密量取 1 mL,置 100 mL 量瓶中,精密加入供试品溶液 1 mL,用流动相稀释至刻度,摇匀,作为对照溶液。照高效液相色谱法(附录Ⅴ D)试验。用十八烷基硅烷键合硅胶为填充剂;乙腈 - 四氢呋喃 - 水(20∶24∶56)为流动相;检测波长为 237 nm。取尼群地平对照品与杂质Ⅰ对照品各适量,加四氢呋喃适量使溶解,用流动相溶解并稀释制成每 1 mL 中各约含 1 mg 与 10pg 的混合溶液,取 20 μL 注入液相色谱仪,理论板数按尼群地平峰计算不低于 3 000,尼群地平峰与杂质 I 峰的分离度应符合要求。取对照溶液 20 μL,调节检测灵敏度,使尼群地平色谱峰的峰高约为满量程的 50%。再精密量取供试品溶液与对照溶液各 20 μL 分别注入液相色谱仪,记录色谱图至主成分峰保留时间的 2.5 倍。供试品溶液的色谱图中如有与杂质 I 峰保留时间一致的色谱峰,按外标法以峰面积计算,不得大于 0.1%;其他单个杂质峰面积不得大于对照溶液中尼群地平峰面积(1.0%),其他杂质峰面积的和不得大于对照溶液中尼群地平峰面积的 2 倍(2%)。

任务 4-9　西咪替丁片的质量检验

【仪器、药品与试剂】

1. 仪器:试管、研钵、漏斗、移液管、鼓风干燥箱、紫外可见分光光度计、溶出仪、容量瓶、电子天平、层析缸、薄层板、毛细管。

2. 药品、试剂:西咪替丁片、西咪替丁对照品、滤纸、醋酸铅试纸、甲醇、硅胶 G、三氯甲烷、盐酸溶液。

【工作过程】

1. 性状

本品为白色片或加有着色剂的淡蓝色或浅绿色片,或为薄膜衣片。

2. 鉴别

(1)取本品的细粉适量(约相当于西咪替丁 0.1 g),加热炽灼,产生的气体能使醋酸铅试纸显黑色。

(2)取本品的细粉适量(约相当于西咪替丁 0.1 g),加甲醇 10 mL,振摇使西咪替丁溶解,滤过,作为供试品溶液;另取西咪替丁对照品,用甲醇制成每 1 mL 中含西咪替丁 10 mg 的溶液,作为对照品溶液。照薄层色谱法(附录ⅤB)试验,吸取上述两种溶液各 5 μL,分别点于同一硅胶 G 薄层板上,以三氯甲烷－甲醇(5∶1)为展开剂,展开,晾干,置碘蒸气中显色,供试品溶液所显主斑点的位置和颜色应与对照品溶液的主斑点相同。

3. 检查

溶出度　取本品,照溶出度测定法(附录ⅩC 第一法),以盐酸溶液(0.9→1000)900 mL 为溶出介质,转速为 100 r/min,依法操作,经 15 min,取溶液约 10 mL,滤过,精密量取续滤液适量,用同一溶出介质稀释制成每 1 mL 中约含 5~10 μg 的溶液。照紫外－可见分光光度法(附录Ⅳ A),在 218 nm 的波长处测定吸光度,按西咪替丁($C_{10}H_{16}N_6S$)的吸收系数($E_{1cm}^{1\%}$)为 774 计算每片的溶出量。限度为标示量的 75%,应符合规定。

其他　应符合片剂项下有关的各项规定(附录Ⅰ A)。

4. 含量测定

取本品 20 片,精密称定,研细,精密称取细粉适量(约相当于西咪替丁 0.15 g),置 200 mL 量瓶中,加盐酸溶液(0.9→1000)约 150 mL,振摇使西咪替丁溶解后,再用上述溶剂稀释至刻度,摇匀,滤过,精密量取续滤液 2 mL,置 200 mL 量瓶中,用上述溶剂稀释至刻度,摇匀。照紫外－可见分光光度法(附录Ⅳ A),在 218 nm 的波长处测定吸光度,按 $C_{10}H_{16}N_6S$ 的吸收系数($E_{1cm}^{1\%}$)为 774 计算,即得。本品 $C_{10}H_{16}N_6S$ 应为标示量的 93.0%~107.0%。

【检验记录和报告】

结合附录药品检验记录和报告书示例书写。

任务 4－10　维生素 B_1 片的质量检验

【仪器、药品与试剂】

1. 仪器:试管、研钵、漏斗、移液管、紫外可见分光光度计、崩解仪、容量瓶、电子天平。

2. 药品、试剂:维生素 B_1 片、盐酸溶液。

【工作过程】

1. 性状

本品为白色片。

2. 鉴别

取本品的细粉适量,加水搅拌,滤过,滤液蒸干后,照维生素 B_1 项下的鉴别试验,显相同的反应。

3. 检查

有关物质　取本品细粉适量,加流动相适量,振摇使维生素 B_1 溶解,用流动相稀释制成每 1 mL 中含维生素 B_1 1 mg 的溶液,滤过,取续滤液作为供试品溶液;精密量取 1 mL,置 100 mL 量瓶中,用流动相稀释至刻度,摇匀,作为对照溶液。照维生素 B_1 有关物质项下的方法试验,供试品溶液色谱图中如有杂质峰,各杂质峰面积的和不得大于对照溶液中主峰面积的 1.5 倍(1.5%)。(维生素 B_1 有关物质试验见本教材维生素 B_1 注射液的质量检验)

其他　应符合片剂项下有关的各项规定(附录 Ⅰ A)。

4. 含量测定

取本品 20 片,精密称定,研细,精密称取细粉适量(约相当于维生素 B_1 25 mg),置 100 mL 量瓶中,加盐酸溶液(9→1000)约 70 mL,振摇 15 min 使维生素 B_1 溶解,加盐酸溶液(9→1000)稀释至刻度,摇匀,用干燥滤纸滤过,精密量取续滤液 5 mL,置另一 100 mL 量瓶中,再加盐酸溶液(9→1000)稀释至刻度,摇匀,照紫外 - 可见分光光度法(附录 Ⅳ A),在 246 nm 的波长处测定吸光度,按维生素 B_1($C_{12}H_{17}ClN_4OS \cdot HCl$)的吸收系数($E_{1cm}^{1\%}$)为 421 计算,即得。本品含 $C_{12}H_{17}ClN_4OS \cdot HCl$ 应为标示量的 90.0% ~110.0%。

【检验记录和报告】

结合附录药品检验记录和报告书示例书写。

附:维生素 B₁ 的鉴别试验:

鉴别:

(1)取本品约 5 mg,加氢氧化钠试液 2.5 mL 溶解后,加铁氰化钾试液 0.5 mL 与正丁醇 5 mL,强力振摇 2 min,放置使分层,上面的醇层显强烈的蓝色荧光;加酸使成酸性,荧光即消失;再加碱使成碱性,荧光又显出。

(2)取本品适量,加水溶解,水浴蒸干,在 105℃干燥 2 h 测定。本品的红外光吸收图谱与对照的图谱(光谱集 1205)一致。

(3)本品的水溶液显氯化物的鉴别反应(附录Ⅲ)。

任务五　胶囊剂的质量检验

【任务要求】

本任务旨在通过训练,使学生学会胶囊剂的质量检验方法,掌握胶囊剂的检验记录和报告的书写。

【工作场景】

本任务在药分实验室、仪器分析实验室、电子天平室、制剂检验室内进行。

任务 5-1　头孢氨苄胶囊的质量检验

【仪器、药品与试剂】

1. 仪器:试管、电子天平、移液管、容量瓶、漏斗、溶出仪、研钵、高效液相色谱仪。

2. 药品、试剂:头孢氨苄胶囊、头孢氨苄对照品、甲醇、3.86%醋酸钠溶液、4%醋酸溶液。

【工作过程】

1. 鉴别

在含量测定项下记录的色谱图中,供试品溶液主峰的保留时间应与对照品溶液主峰的保留时间一致。

2. 检查

有关物质　取本品的内容物适量,加流动相 A 溶解并稀释制成每 1 mL 中含头孢氨苄 1.0 mg 的溶液,滤过,取续滤液作为供试品溶液,照头孢氨苄项下的方法测定。含 7 - 氨基去乙酰氧基头孢烷酸与 α - 苯甘氨酸按外标法以峰面积计算,均不得过 1.0%;其他单个杂质峰面积不得大于对照溶液主峰面积的 2 倍(2.0%),其他各杂质峰面积的和不得大于对照溶液主峰面积的 3 倍(3.0%)。

水分　取本品的内容物,照水分测定法(附录Ⅷ M 第一法 A)测定,含水分不得过 9.0%。

溶出度　取本品,照溶出度测定法(附录ⅩC 第一法),以水 900 mL 为溶出介质,转速为 100 r/min,依法操作,经 45 min 时,取溶液适量,滤过,精密量取续滤液适量,用溶出介质定量稀释制成每 1 mL 中约含 25 μg 的溶液,照紫外 - 可见分光光度法(附录Ⅳ A),在 262 nm 的波长处测定吸光度;另精密称取头孢氨苄对照品适量,加溶出介质溶解并定量稀释制成每 1 mL 中约含 25 μg 的溶液,同法测定,计算每粒的溶出量。限度为标示量的 80%,应符合规定。

其他　应符合胶囊剂项下有关的各项规定(附录Ⅰ E)。

3. 含量测定

照高效液相色谱法(附录Ⅴ D)测定。

色谱条件与系统适用性试验:用十八烷基硅烷键合硅胶为填充剂;以水 - 甲醇 - 3.86% 醋酸钠溶液 - 4% 醋酸溶液(742:240:15:3)为流动相;检测波长为 254 nm;取供试品溶液适量,在 80℃ 水浴中加热 60 min,冷却,取 20 μL 注入液相色谱仪,记录色谱图,头孢氨苄峰与相邻杂质峰的分离度应符合要求。

测定法　取装量差异项下的内容物,混合均匀,精密称取适量(约相当于头孢氨苄0.1 g),置100 mL量瓶中,加流动相适量,充分振摇,使头孢氨苄溶解,再用流动相稀释至刻度,摇匀,滤过,精密量取续滤液10 mL,置50 mL量瓶中,用流动相稀释至刻度,摇匀,精密量取10 μL注入液相色谱仪,记录色谱图;另取头孢氨苄对照品适量,同法测定。按外标法以峰面积计算,即得。本品含头孢氨苄($C_{16}H_{17}N_3O_4S$)应为标示量的90.0%~110.0%。

【检验记录和报告】

结合附录药品检验记录和报告书示例书写。

附:

头孢氨苄有关物质检查方法

有关物质　精密称取本品适量,加流动相A溶解并稀释制成每1 mL中含1.0 mg的溶液,作为供试品溶液;精密量取1 mL,置100 mL量瓶中,用流动相A稀释至刻度,摇匀,作为对照溶液;取7-氨基去乙酰氧基头孢烷酸对照品和α-苯甘氨酸对照品各约10 mg,精密称定,置同一100 mL量瓶中,加pH7.0磷酸盐缓冲液约20 mL超声使溶解,再用流动相A稀释至刻度,摇匀。精密量取2.0 mL,置20 mL量瓶中,用流动相A稀释至刻度,摇匀,作为杂质对照品溶液。照高效液相色谱法(附录ⅤD)测定,用十八烷基硅烷键合硅胶为填充剂;流动相A为0.2 mol/L磷酸二氢钠溶液(用氢氧化钠试液调节pH至5.0),流动相B为甲醇,按下表进行线性梯度洗脱,检测波长为220 nm;取杂质对照品溶液20 μL,注入液相色谱仪,记录色谱图,7-氨基去乙酰氧基头孢烷酸峰与α-苯甘氨酸峰的分离度应符合要求。取供试品溶液适量,在80℃水浴中加热 60 min,冷却,取 20 μL 注入液相色谱仪,记录色谱图,头孢氨苄峰与相邻杂质峰的分离度应符合要求。取对照溶液 20 μL,注入液相色谱仪,调节检测灵敏度,使主成分色谱峰的峰高约为满量程的 20% ~ 25%。精密量取供试品溶液、对照溶液及杂质对照品溶液各 20 μL,分别注入液相色谱仪,供试品溶液色谱图中如有杂质峰,含 7 - 氨基去乙酰氧基头孢烷酸峰与 α - 苯甘氨酸峰,按外标法以峰面积计算,均不得过 1.0%;其他单个杂质的峰面积不得大于对照溶液主峰面积的 1.5 倍(1.5%),其他各杂质峰面积的和不得大于对照溶液主峰面积的 2.5 倍(2.5%),供试品溶液中任何小于对照溶液主峰面积 0.05 倍的峰可忽略不计。

时间(min)	流动相 A(%)	流动相 B(%)
0	98	2
1	98	2
20	70	30
23	98	2
30	98	2

任务 5 - 2　阿莫西林胶囊的质量检验

【仪器、药品与试剂】

1. 仪器:试管、电子天平、移液管、容量瓶、漏斗、溶出仪、研钵、高效液相色谱仪、紫外可见分光光度计。

2. 药品、试剂:阿莫西林胶囊、阿莫西林对照品、乙腈、0.05 mol/L 磷酸二氢钾溶液、2 mol/L 氢氧化钠溶液、0.05 mol/L 硫酸氢二钠溶液、0.05 mol/L 磷酸二氢钠溶液、2% 无水碳酸钠溶液、蓝色葡聚糖。

【工作过程】

1. 性状

本品内容物为白色或黄色粉末或颗粒。

2. 鉴别

（1）取本品的内容物适量（约相当于阿莫西林 0.125 g），加 4.6% 碳酸氢钠溶液使溶解并稀释制成每 1 mL 中约含阿莫西林 10 mg 的溶液，滤过，作为供试品溶液，照阿莫西林项下的鉴别（1）项试验，显相同的结果。

（2）在含量测定项下记录的色谱图中，供试品溶液主峰的保留时间应与对照品溶液主峰的保留时间一致。

以上（1）（2）两项可选做一项。

3. 检查

有关物质　取本品的内容物适量，精密称定，加流动相 A 溶解并定量稀释制成每 1 mL 中含阿莫西林 2.0 mg 的溶液，滤过，取续滤液，照阿莫西林项下的方法测定。单个杂质峰面积不得大于对照溶液主峰面积（1.0%），各杂质峰面积的和不得大于对照溶液主峰面积的 5 倍（5.0%）。

阿莫西林聚合物　取本品内容物，混匀，精密称取适量（约相当于阿莫西林 0.2 g），置 10 mL 量瓶中，加 2% 无水碳酸钠溶液 5 mL 使溶解并用水稀释至刻度，摇匀，滤过，立即取续滤液作为供试品溶液，照阿莫西林项下的方法试验，含阿莫西林聚合物以阿莫西林计，不得过 0.2%。

水分　取本品的内容物，照水分测定法（附录Ⅷ M 第一法 A）测定，含水分不得过 16.0%。

溶出度　取本品，照溶出度测定法（附录 X C 第一法），以水 900 mL 为溶出介质，转速为 100 r/min，依法操作，经 45 min 时，取溶液适量，滤过，精密量取续滤液适量，用水定量稀释制成每 1 mL 中约含阿莫西林 130 μg 的溶液，照紫外 - 可见分光光度法（附录Ⅳ A），在 272 nm 的波长处测定吸光度；另取装量差异项下的内容物，混合均匀，精密称取适量（约相当于装量），按标示量加水溶解并定量稀释制成每 1 mL 中约含阿莫西林 130 μg 的溶液,滤过,取续滤液,同法测定,计算每粒的溶出量。限度为标示量的 80%,应符合规定。

其他 应符合胶囊剂项下有关的各项规定(附录 I E)。

4. 含量测定

照高效液相色谱法(附录 V D)测定。

色谱条件与系统适用性试验 用十八烷基硅烷键合硅胶为填充剂;以 0.05 mol/L 磷酸二氢钾溶液(用 2 mol/L 氢氧化钠溶液调节 pH 至 5.0) – 乙腈(97.5 : 2.5)为流动相;检测波长为 254 nm。取阿莫西林系统适应性对照品 25 mg,置 50 mL 量瓶中,用流动相溶解并稀释至刻度,摇匀,取 20 μL 注入液相色谱仪,记录的色谱图应与标准图谱一致。

测定法 取装量差异项下的内容物,混合均匀,精密称取适量(约相当于阿莫西林 0.125 g),加流动相溶解并定量稀释制成每 1 mL 中约含阿莫西林 0.5 mg 的溶液,滤过,取续滤液,精密量取 20 μL 注入液相色谱仪,记录色谱图;另取阿莫西林对照品适量,同法测定。按外标法以峰面积计算,即得。本品含阿莫西林($C_{16}H_{17}N_3O_4S$)应为标示量的 90.0% ~ 110.0%。

【检验记录和报告】

结合附录药品检验记录和报告书示例书写。

附:

阿莫西林有关物质检查方法

有关物质 取本品适量,精密称定,加流动相 A 溶解并稀释制成每 1 mL 中含 2.0 mg 的溶液,作为供试品溶液;另取阿莫西林对照品适量,精密称定,加流动相 A 溶解并稀释制成每 1 mL 中含 20

μg 的溶液,作为对照溶液。照高效液相色谱法(附录ⅤD)测定,用十八烷基硅烷键合硅胶为填充剂;以 0.05 mol/L 磷酸盐缓冲溶液(取0.05 mol/L 磷酸二氢钾溶液,用 2 mol/L 氢氧化钠溶液调节pH 至5.0) – 乙腈(99:1)为流动相 A;以 0.05 mol/L 磷酸盐缓冲溶液(pH5.0) – 乙腈(80:20)为流动相 B;检测波长为 254 nm;先以流动相 A – 流动相 B(92:8)等度洗脱,待阿莫西林峰洗脱完毕后立即按下表梯度洗脱。取阿莫西林系统适应性对照品适量,加流动相溶解并定量稀释制成每 1 mL 中约含阿莫西林 2.0 mg 的溶液,取 20 μL 注入液相色谱仪,记录的色谱图应与标准图谱一致。取对照溶液 20 μL,注入液相色谱仪,调节检测灵敏度,使主成分色谱峰的峰高约为满量程的 25%。再精密量取供试品溶液和对照溶液各 20 μL,分别注入液相色谱仪,记录色谱图。供试品溶液色谱图中如有杂质峰,单个杂质的峰面积不得大于对照溶液主峰面积(1.0%);各杂质峰面积的和不得大于对照溶液主峰面积的 3 倍(3.0%),供试品溶液色谱图中任何小于对照溶液主峰面积 0.05倍的峰可忽略不计。

时间(min)	流动相 A(%)	流动相 B(%)
0	92	8
25	0	100
40	0	100
41	92	8
55	92	8

阿莫西林聚合物检查方法:照分子排阻色谱法(附录Ⅴ H)测定。

色谱条件与系统适用性试验 用葡聚糖凝胶 G – 10(40 ~ 120pm)为填充剂,玻璃柱内径 1.0 ~ 1.4 cm,柱长 30 ~ 40 cm,流动相 A 为 pH8.0 的 0.05 mol/L 磷酸盐缓冲溶液[取 0.05 mol/L 硫酸氢二钠溶液 – 0.05 mol/L 磷酸二氢钠溶液(95:5)],流动相 B 为水,流速为 1.5 mL/min,检测波长为 254 nm。量取 0.2 mg/mL 蓝色葡聚糖2000溶液100~200 μL注入液相色谱仪,分别以流动相A、B进行测定,记录色谱图,按蓝色葡聚糖2000峰计算理论塔板数均不低于500,拖尾因子均应小于2.0,在两种流动相系统中蓝色葡聚糖2000峰保留时间的比值均应在0.93~1.07之间,对照溶液主峰和供试溶液中聚合物峰与相应色谱系统中蓝色葡聚糖2 000峰保留时间的比值均应在0.93~1.07之间。称取阿莫西林约0.2 g,置10 mL量瓶中,加2%无水碳酸钠溶液4 mL使溶解后,用0.3 mg/mL蓝色葡聚糖2 000溶液稀释至刻度,摇匀,量取100~200 μL注入液相色谱仪,用流动相A进行测定,记录色谱图,高聚物的峰高与单体与高聚体之间的峰高比应大于2.0。另以流动相B为流动相,精密量取对照液100~200 μL连续进样5次,峰面积的相对标准偏差应不大于5.0%。

对照溶液的制备 取青霉素对照品适量,精密称定,加水溶解并定量稀释制成每1 mL中约含0.2 mg的溶液。

测定法 取本品约0.2 g,置10 mL量瓶中,加2%无水碳酸钠溶液4 mL使溶解并用水稀释至刻度,摇匀,立即精密量取对照溶液100~200 μL注入液相色谱仪,用流动相A为流动相进行测定,记录色谱图。另精密量取对照溶液100~200 μL注入液相色谱仪,用流动相B为流动相,同法测定。按外标法以峰面积计算,结果除以10,即得。含阿莫西林聚合物以阿莫西林计,不得过0.15%(阿莫西林:青霉素 =1:10)。

任务六　注射剂的质量检验

【任务要求】

本任务旨在通过训练,使学生学会注射剂的质量检验方法;掌握注射剂的检验记录和报告的书写。

【工作场景】

本任务在药分实验室、仪器分析实验室、电子天平室、制剂检验室进行。

任务 6 – 1　氯化钠注射液的质量检验

【仪器、药品与试剂】

1. 仪器:注射器、容量瓶、移液管、pH 酸度计、渗透压摩尔浓度测定仪、锥形瓶、滴定管。

2. 药品、试剂:氯化钠注射液、醋酸盐缓冲液、2% 糊精溶液、2.5% 硼砂溶液、荧光黄指示液、硝酸银滴定液。

【工作过程】

1. 性状

本品为无色的澄明液体;味微咸。

2. 鉴别

本品显钠盐与氯化物的鉴别反应。

3. 检查

pH　应为 4.5 ~ 7.0(附录Ⅵ H)。

重金属　取本品 50 mL,蒸发至约 20 mL,放冷,加醋酸盐缓冲液(pH3.5)2 mL 与水适量使成 25 mL,依法检查(附录Ⅷ H 第一法),含重金属不得过千万分之三。

渗透压摩尔浓度　取本品,依法检查(附录Ⅸ G),渗透压摩尔浓度应为 260 ~ 320 mOsmol/kg。

细菌内毒素　取本品,依法检查(附录Ⅺ E),每 1 mL 中含内毒素的量应小于 0.50EU。

无菌　采用薄膜过滤法处理,以金黄色葡萄球菌为阳性对照菌,依法检查(附录Ⅺ H),应符合规定。

其他 应符合注射剂项下有关的各项规定(附录ⅠB)。

4. 含量测定

精密量取本品 10 mL,加水 40 mL、2% 糊精溶液 5 mL、2.5% 硼砂溶液 2 mL 与荧光黄指示液 5～8 滴,用硝酸银滴定液(0.1 mol/L)滴定。每 1 mL 硝酸银滴定液(0.1 mol/L)相当于 5.844 mg 的氯化钠(NaCl)。含 NaCl 应为 0.850%～0.950%（g/mL）。

【检验记录和报告】

结合附录药品检验记录和报告书示例书写。

任务 6-2 维生素 B_{12} 注射液的质量检验

【仪器、药品与试剂】

1. 仪器:注射器、容量瓶、移液管、pH 酸度计、紫外可见分光光度计。

2. 药品:维生素 B_{12} 注射液。

【工作过程】

1. 性状

本品为粉红色至红色的澄明液体。

2. 鉴别

取含量测定项下的溶液,照紫外-可见分光光度法(附录ⅣA)测定,在 361 nm 与 550 nm 的波长处有最大吸收;361 nm 波长处的吸光度与 550 nm 波长处的吸光度的比值应为 3.15～3.45。

3. 检查

pH 应为 4.0～6.0(附录ⅥH)。

其他 应符合注射剂项下有关的各项规定(附录ⅠB)。

4. 含量测定

避光操作。精密量取本品适量,用水定量稀释成每 1 mL 中约

含维生素 B_{12} 25 μg 的溶液,照紫外 – 可见分光光度法(附录Ⅳ A),在 361 nm 的波长处测定吸光度,按维生素 B_{12}($C_{63}H_{88}CoN_{14}O_{14}P$)的吸收系数($E_{1cm}^{1\%}$)为 207 计算,即得。含 $C_{63}H_{88}CoN_{14}O_{14}P$ 应为标示量的 90.0% ~ 110.0%。

【检验记录和报告】

结合附录药品检验记录和报告书示例书写。

任务6 – 3　维生素 B_1 注射液的质量检验

【仪器、药品与试剂】

1. 仪器:注射器、容量瓶、移液管、pH 酸度计、紫外可见分光光度计、高效液相色谱仪。

2. 药品、试剂:维生素 B_1 注射液、盐酸溶液(9→1000)、氢氧化钠试液、铁氰化钾试液、甲醇、乙腈、0.02 mol/L 庚烷磺酸钠溶液、三乙胺、磷酸。

【工作过程】

1. 性状

本品为无色的澄明液体。

2. 鉴别

取本品适量,照维生素 B_1 项下的鉴别试验,显相同的反应。

3. 检查

pH　应为 2.5 ~ 4.0(附录Ⅵ H)。

有关物质　取本品适量,用流动相稀释制成每 1 mL 中含维生素 B_1 1 mg 的溶液,作为供试品溶液;精密量取 1 mL,置 100 mL 量瓶中,用流动相稀释至刻度,摇匀,作为对照溶液,照维生素 B_1 项下的方法试验,供试品在色谱峰中如有杂质峰,各杂质峰面积的和不得大于对照溶液主峰面积的 2 倍(2.0%)。

其他　应符合注射剂项下有关的各项规定(附录ⅠB)。

4. 含量测定

精密量取本品适量(约含维生素 B_1 50 mg 的溶液),置 200 mL 量瓶中,用水稀释至刻度,摇匀,精密量取 1 mL,置 100 mL 量瓶中,用盐酸溶液(9→1000)稀释至刻度,摇匀,照紫外 – 可见分光光度法(附录Ⅳ A),在 246 nm 的波长处测定吸光度,按维生素 B_1($C_{12}H_{17}ClN_4OS \cdot HCl$)的吸收系数($E_{1cm}^{1\%}$)为 421 计算,即得。含 $C_{12}H_{17}ClN_4OS \cdot HCl$ 应为标示量的 93.0% ~ 107.0%。

【检验记录和报告】

结合附录药品检验记录和报告书示例书写。

附:维生素 B_1 的鉴别试验:

鉴别:

(1)取本品约 5 mg,加氢氧化钠试液 2.5 mL 溶解后,加铁氰化钾试液 0.5 mL 与正丁醇 5 mL,强力振摇 2 min,放置使分层,上面的醇层显强烈的蓝色荧光;加酸使成酸性,荧光即消失;再加碱使成碱性,荧光又显出。

(2)取本品适量,加水溶解,水浴蒸干,在 105℃ 干燥 2 h 测定。本品的红外光吸收图谱与对照的图谱(光谱集 1205)一致。

(3)本品的水溶液显氯化物的鉴别反应(附录Ⅲ)。

维生素 B_1 的有关物质试验:

取本品适量,精密称定,用流动相溶解并稀释制成 1 mL 中约含 1 mg 的溶液,作为供试品溶液;精密量取 1 mL,置 100 mL 量瓶中,用流动相稀释至刻度,摇匀,作为对照溶液,照高效液相色谱法(附录Ⅴ D)试验,用十八烷基硅烷键合硅胶为填充剂;甲醇 – 乙腈 – 0.02 mol/L 庚烷磺酸钠溶液(含 1% 三乙胺,用磷酸调节 pH 至

5.6)(9:9:82)为流动相;检测波长为 254 nm;理论板数按维生素 B$_1$ 峰计算应不低于 2 000,维生素 B$_1$ 与前后峰的分离度应符合要求。取对照溶液 20 μL 注入液相色谱仪,调节检测灵敏度,使主成分色谱峰的峰高约为满量程的 20%,再精密量取供试品溶液和对照溶液 20 μL,分别注入液相色谱仪,记录色谱图至主峰保留时间的 3 倍。供试品在色谱峰中如有杂质峰,各杂质峰面积的和不得大于对照溶液主峰面积的 0.5 倍(0.5%)。

任务 6 - 4 维生素 C 注射液的质量检验

【仪器、药品与试剂】

1. 仪器:注射器、容量瓶、移液管、pH 酸度计、锥形瓶、滴定管、薄层板、层析缸、鼓风干燥箱。

2. 药品、试剂:维生素 C 注射液、盐酸、亚甲蓝、乙酸乙酯、乙醇、草酸、氯化钙试液、稀醋酸、硅胶 GF$_{254}$。

【工作过程】

1. 性状

本品为无色至微黄色的澄明液体。

2. 鉴别

(1)取本品适量,用水稀释成每 1 mL 中约含维生素 C 10 mg 的溶液,取 4 mL,加 0.1 mol/L 的盐酸溶液 4 mL,混匀,加 0.05% 亚甲蓝乙醇溶液 4 滴,置 40℃ 水浴中加热,3 min 内溶液应由深蓝色变为浅蓝色或完全褪色。

(2)取本品适量,用水稀释成每 1 mL 中约含维生素 C 1 mg 的溶液,作为供试品溶液,另取维生素 C 对照品适量,加水溶解并稀释制成 1 mL 约含 1 mg 的溶液,作为对照品溶液。照薄层色谱法(附录 V B)试验,吸取上述两种溶液各 2 μL,分别点于同一硅胶

GF_{254}薄层板上,以乙酸乙酯 – 乙醇 – 水(5∶4∶1)为展开剂,展开后,晾干,立即(1 h 内)置紫外光灯(254 nm)下检视,供试品溶液所显主斑点的颜色和位置应与对照品溶液的主斑点相同。

3. 检查

pH　应为 5.0 ~ 7.0(附录Ⅵ H)。

颜色　取本品适量,用水稀释成每 1 mL 中约含维生素 C 50 mg 的溶液,照紫外 – 可见分光光度法(附录Ⅳ A),在 420 nm 的波长处测定,吸收度不得过 0.06。

草酸　取本品,用水稀释成每 1 mL 中约含维生素 C 50 mg 的溶液,精密量取 5 mL,加稀醋酸 1 mL 与氯化钙试液 0.5 mL,摇匀,放置 1 h,作为供试品溶液;精密称取草酸 75 mg,置 500 mL 量瓶中,加水溶解并稀释至刻度,摇匀,精密量取 5 mL,加稀醋酸 1 mL 与氯化钙试液 0.5 mL,摇匀,放置 1 h,作为对照溶液。供试品溶液产生的浑浊不得浓于对照溶液(0.3%)。

细菌内毒素　取本品,依法检查(附录Ⅺ E)。每 1 mg 维生素 C 中含内毒素量应小于 0.020EU。

其他　应符合注射剂项下有关的各项规定(附录Ⅰ B)。

4. 含量测定

精密量取本品适量(约相当于维生素 C 0.2 g),加水 15 mL 与丙酮 2 mL,摇匀,放置 5 min,加稀醋酸 4 mL 与淀粉指示液 1 mL,用碘滴定液(0.05 mol/L)滴定,至溶液显蓝色并持续 30 s 内不褪。每 1 mL 碘滴定液(0.05 mol/L)相当于 8.806 mg 的维生素 C($C_6H_8O_6$)。含 $C_6H_8O_6$ 应为标示量的 93.0% ~ 107.0%。

【检验记录和报告】

结合附录药品检验记录和报告书示例书写。

附录 1 药品检验原始记录

一、取样登记记录

品名	批号	来源	批量	取样量	取样人	取样日期
维生素 C 片	20140502	二车间	100 件	5 盒	ＸＸＸ	2014.5.11

二、原始空白记录

样品名称		样品批号	
检验项目			
检验依据	□《中国药典》(2010 年版) □ 其他( )		
天平型号		天平编号	
仪器型号		仪器编号	
温度(℃)		相对湿度(%)	

检验者:　　　　　　　　　　　　　　　　复核者:

日　期:　　　　　　　　　　　　　　　　日　期:

三、比旋度测定法原始记录

样品名称		样品批号	
检验项目	□鉴别　□检查(项目名称:　　　　　) □含量测定		
检验依据	□《中国药典》(2010 年版) □ 其他(　　　　　　)		
天平型号		天平编号	
仪器型号		仪器编号	
温度(℃)		相对湿度(%)	
供试品溶液 的制备	取本品适量,加　　　溶解并定容至　　　mL,依法测定。 　　　测定管长　　　dm　　　测定温度　　　℃		
计算公式			

取样量(g)	水分 (%)	旋光度(°)	平均值(°)	比旋度([α]$_D^t$)

标准规定	
结　　论	

检验者:　　　　　　　　　　　　　　　复核者:

日　期:　　　　　　　　　　　　　　　日　期:

四、熔点测定原始记录

样品名称		样品批号	
检验依据	□《中国药典》(2010 年版) □ 其他( )		
仪器型号		仪器编号	
升温速率			

仪器校正	校正方法:□ 一点校正　　□ 其他:		
	熔点标准品 名称		熔点理论值
	□一点校正:　　熔点实测值(℃): (1)_____　(2)_____　(3)_____ 平均:_____　　校正值:_____ □ 其他:		

样品处理				

样品 实测结果	编号	实测值(℃)	校正后值(℃)	平均(℃)

标准规定	
结　　论	

检验者:　　　　　　　　　　　　　　　　　复核者:

日　　期:　　　　　　　　　　　　　　　　日　　期:

五、干燥失重检查原始记录

样品名称		样品批号	
检验依据	□《中国药典》(2010 年版) □ 其他( )		
仪器型号		仪器编号	
天平型号		天平编号	
温度(℃)		相对湿度(%)	

干燥条件	温度： ℃	干燥时间:□ 小时 □至恒重	压力： kPa
测定编号	称量瓶恒重 $W_0(g)$	样品称重 $W_1(g)$	干燥后称重或 恒重 $W_2(g)$	干燥失重(%)
计算公式	干燥失重(%) = $(W_0 + W_1 - W_2)/W_1 \times 100\%$			
标准规定				
结　　论				

检验者：　　　　　　　　　　　　　　复核者：

日　期：　　　　　　　　　　　　　　日　期：

六、卡尔费休水分测定原始记录

样品名称			样品批号	
检验依据	□《中国药典》(2010 年版) □ 其他( )			
仪器型号			仪器编号	
天平型号			天平编号	
温度(℃)			相对湿度 (%)	

费休氏试剂 标定	取样量(g)	消耗滴定液体积(mL)		滴定度(mg/mL)
	平均值:_____ mg/mL RSD:_____			

样品编号	取样量(g)	消耗滴定液体积(mL)	结果(%)	平均值(%)
标准规定				
结　　论				

检验者:　　　　　　　　　　　　　　　复核者:

日　期:　　　　　　　　　　　　　　　日　期:

七、葡萄糖一般杂质检查原始记录

样品名称		样品批号	
检验依据	□《中国药典》(2010 年版) □ 其他(　　　　　　　)		
天平型号		天平编号	
仪器型号		仪器编号	
温度(℃)		相对湿度(%)	
操作步骤	氯化物 取本品　　,依法检查,与标准氯化钠溶液　　mL 制成的对照液相比较,供试品溶液　　于对照液。 硫酸盐 取本品　　,依法检查,与标准硫酸钾溶液　　mL 制成的对照液相比较,供试品溶液　　于对照液。 铁盐 取本品　　,依法检查,与标准铁溶液　　mL 制成的对照液相比较,供试品溶液　　于对照液。 重金属 取本品　　,依法检查,与标准铅溶液　　mL 制成的对照液相比较,供试品溶液　　于对照液。		
标准规定			
结　　论			

检验者：　　　　　　　　　　　　　　　复核者：

日　　期：　　　　　　　　　　　　　　日　　期：

八、薄层色谱法原始记录

样品名称		样品批号	
检验项目	□鉴别　□检查(项目名称:　　　　)　□含量测定		
检验依据	□《中国药典》(2010 年版) □ 其他(　　　　)		
展开剂		固 定 相	
天平型号		天平编号	
温度(℃)		相对湿度(%)	
供试品溶液 的制备			
对照品溶液 的制备			
点 样 量			
检出条件	□ 日光下 □ 紫外光下　　　nm □ 碘蒸气熏蒸 □ 其他		
实验结果			
标准规定			
结　　论			

检验者:　　　　　　　　　　　　　　　　　复核者:

日　期:　　　　　　　　　　　　　　　　　日　期:

九、红外鉴别原始记录

样品名称		样品批号	
检验依据	□《中国药典》(2010 年版) □ 其他( )		
仪器型号		仪器编号	
温度(℃)		相对湿度(%)	
扫描次数			
前处理			
试样制备 方法	□ 压片法(□溴化钾 □氯化钾) □ 糊法 □膜法 □ 溶液法:溶剂_____ 池厚_____ mm		
实验结果	□ _____红外光谱图与《药品红外光谱集》第____卷( )收 载的_____的红外光谱图基本一致。 □ _____红外光谱图与_____的红外光谱图基本 一致。 附 页		
标准规定	□ _____红外光谱图应与《药品红外光谱集》第____卷( ) 收载的_____的红外光谱图基本一致。 □ _____红外光谱图与_____的红外光谱图基本 一致。		
结 论			

检验者: 复核者:

日 期: 日 期:

十、高效液相色谱法原始记录

样品名称		样品批号	
检验项目	□鉴别　　　　□检查(项目名称：　　　　　　　) □含量测定　　□其他		
检验依据	□《中国药典》(2010 年版) □ 其他(　　　　　　)		
仪器名称		仪器编号	
天平型号		天平编号	
温度(℃)		相对湿度(%)	
色谱 条件	色谱柱固定相类型： □C18 □C8 □TMS □CN □NH$_2$ □Si □其他(　　　　　　) 色谱柱编号：_____　　粒径：_____ μm　　_____ × _____ cm 柱温：_____ ℃　　　　预柱：_____ □紫外检测器：_____ nm　　□其他检测器： 流动相组成： □恒比例： □ 梯度洗脱： 流速：_____ mL/min　　进样量：_____ μL		
系统适 用性	理论板数(N)：_____　　　　拖尾因子(T)：_____ 分 离 度(R)：_____　　　　相对标准偏差(RSD)：_____		
分析方法	□外标法　　　□内标法　　　□归一化法 □其他(　　　　　　)		
对照品溶液的 制备及校正 因子			

（续表）

供试品溶液的制备	
计算公式	
实测结果	
标准规定	
结　　论	

注：如部分参数未用到，请在相应栏目内划"／"。

检验者：　　　　　　　　　　　　　　复核者：

日　　期：　　　　　　　　　　　　　日　　期：

十一、重(装)量差异检查原始记录

样品名称		样品批号	
检验项目	□重量差异　　　　□装量差异		
检验依据	□《中国药典》(2010 年版) □其他(　　　　　)		
天平型号		天平编号	
温度(℃)		相对湿度 (％)	
实测结果			
标准规定			
结　　论	□　　　　　(均)符合规定　□　　　　　(均)不符合规定		

检验者：　　　　　　　　　　　　　　　复核者：

日　期：　　　　　　　　　　　　　　　日　期：

十二、含量均匀度检查原始记录

样品名称		样品批号	
检验项目	含量均匀度		
检验依据	□《中国药典》(2010 年版) □其他( )		
测定方法			
仪器型号		仪器编号	
温度(℃)		相对湿度(%)	
供试品溶液的制备			
计算公式			
实测结果	A_1: _____ X_1: _____ A_2: _____ X_2: _____ A_3: _____ X_3: _____ A_4: _____ X_4: _____ A_5: _____ X_5: _____ A_6: _____ X_6: _____ A_7: _____ X_7: _____ A_8: _____ X_8: _____ A_9: _____ X_9: _____ A_{10}: _____ X_{10}: _____ $\bar{X}$: _____ S: _____ $A = |100 - \bar{X}| = $ _____ $A + 1.80S = $ _____		
标准规定	$A + 1.80S \leqslant 15.0$		
结　　论	□ (均)符合规定　　　　□ (均)不符合规定		

检验者：　　　　　　　　　　　　　　复核者：

日　期：　　　　　　　　　　　　　　日　期：

十三、崩解时限(融变时限)检查原始记录

样品名称		样品批号	
检验项目	□崩解时限　　　　□融变时限		
检验依据	□《中国药典》(2010 年版) □ 其他(　　　　　　)		
仪器型号		仪器编号	
温度(℃)		相对湿度(%)	
筛网直径	□0.42 mm　　□1.0 mm　　□2.0 mm　　□其他		
介　质	□水　□0.1 mol/L 盐酸　□人工胃液 □人工肠液　□其他		
挡　板	□ 加　　□ 不加	水浴温度(℃)	
实测结果	□在＿＿＿＿＿＿＿钟内均崩解(溶散)完全。 □在盐酸溶液(9→1000)中检查 2 h,均无裂缝、崩解或软化现象;在人工肠液中＿＿＿＿＿＿＿内均全部崩解。 □其他		
标准规定	□ 应在＿＿＿＿＿＿分钟内崩解(溶散)完全。 肠溶片(胶囊):在盐酸溶液(9→1000)中检查 2 h,均不得有裂缝、崩解或软化现象;在人工肠液中 1 h 内应全部崩解。		
结　论	□ (均)符合规定　　　　□ (均)不符合规定		

检验者:　　　　　　　　　　　　　　　　复核者:

日　期:　　　　　　　　　　　　　　　　日　期:

十四、溶出度测定原始记录

样品名称		样品批号	
检验项目	□溶出度　　　　　　□释放度		
检验依据	□《中国药典》(2010 年版) □其他(　　　　　　)		
仪器型号		仪器编号	
温度(℃)		相对湿度(%)	
装　　置	□转篮法 □桨法 □小杯法 □崩解法 □其他		
滤膜孔径	□0.8 μm □0.45 μm □其他	转　速	r/min
溶　剂	取样时间	限　度	
测定方法	□UV　　　□HPLC　　　□容量分析　　　□其他		
计算公式			
实测结果	A_1:_____ 溶出量$_1$:_____ A_2:_____ 溶出量$_2$:_____ A_3:_____ 溶出量$_3$:_____ A_4:_____ 溶出量$_4$:_____ A_5:_____ 溶出量$_5$:_____ A_6:_____ 溶出量$_6$:_____ 溶出量:_____		
结　　论	□(均)符合规定　　　□(均)不符合规定		

检验者:　　　　　　　　　　　　　复核者:

日　期:　　　　　　　　　　　　　日　期:

十五、注射剂装量检查原始记录

样品名称		样品批号	
温度（℃）		相对湿度（%）	
检验项目	□装量差异		
检验依据	□《中国药典》（2010 年版） □其他（　　　　　　）		
实测结果			
标准规定			
结　　论	□（均）符合规定　　　　　　□（均）不符合规定		

检验者：　　　　　　　　　　　　　　　复核者：

日　期：　　　　　　　　　　　　　　　日　期：

十六、不溶性微粒检查原始记录

样品名称		样品批号	
检验依据	□《中国药典》(2010 年版二部附录)(光阻法、显微计数法) □ 其他( )		
仪器型号		仪器编号	
温度(℃)		相对湿度(%)	
试验方法			

测定结果	批号	次数	微粒数 (10 μm 及 10 μm 以上)	微粒数 (25 μm 及 25 μm 以上)	报告结果
		1			
		2			
		3			
		1			
		2			
		3			
		1			
		2			
		3			
		1			
		2			
		3			

标准规定			
结　　论	□(均)符合规定	□(均)不符合规定	

检验者：　　　　　　　　　　　　　复核者：

日　期：　　　　　　　　　　　　　日　期：

十七、渗透压摩尔浓度测定原始记录

样品名称		样品编号	
检验依据	□《中国药典》(2010 年版二部附录ⅨG) □ 其他( )		
仪器型号		仪器编号	
温度(℃)		相对湿度(%)	
试验方法			

测定结果	次数	测定结果	
	1		
	2		
	平均值		

规 定	

结论	□(均)符合规定　　　　□(均)不符合规定

检验者：　　　　　　　　　　　　　　　　复核者：

日　期：　　　　　　　　　　　　　　　　日　期：

附录2 药物分析中常用仪器的使用

一、D-800LS 型智能溶出仪

药物溶出度试验仪是模拟人体内的胃肠环境及运动,专门用于检测固体制剂的溶出度、释放度的一种药物检测仪器。D-800LS 系列智能溶出仪是天津大学与美国 LOGAN 仪器公司按照 ChP 和 USP 的规定,共同设计开发的新型溶出仪。

该仪器的技术指标完全符合《中华人民共和国药典》的规定,也符合《美国药典》的规定。

1. 仪器的基本构造

D-800LS 型智能溶出仪,由机座、机头、水浴箱、温度传感器、转杆和玻璃溶出杯等多部分组成。

2. 使用环境

温度:10~35℃

湿度:<85%

3. 基本操作

(1)开机前准备:调整水浴箱中的水位,使水位略高于溶出杯内溶剂的液面高度。

(2)接通电源

①将电源线插头插入 220 V 插座中。

②打开机座右侧的电源开关。

（3）调节转杆位置：

①按［上升］键，使机头升至高位，再按［上升］键使机头停止。

②由下往上装入浆杆或篮杆，使转杆上端伸出机头顶面 5 cm 左右。

③按［下降］键，机头自动停止在基准位置，上窗口短时显示"－B"。

④将浆杆下移，使浆叶或网篮底部与溶出杯底部接触。在转杆顶部套上离合器，沿逆时针方向拧紧离合器上的轮母。

⑤若安装浆杆，按［浆位］键，机头自动停止在浆法位置，同时上窗口短时显示"－p－"，此时，各浆底部与溶出杯底部距离为（25 ± 2）mm，可用测量钩验证。

若安装篮杆，按［篮位］键，机头自动停止在篮法位置，同时上窗口短时显示"－b－"，此时，各转篮底部与溶出杯底部距离为（25 ± 2）mm，可用测量钩验证。

（4）溶剂的准备：在溶出杯中注入所需体积的溶剂。

（5）设定温度并加热

①依次按［设定］、［温度］键，下窗口短时显示"s－1"，键入数字，然后按［确认］键。

②按［加热］键开始加热。

（6）设定转速：依次按［设定］、［转速］键，下窗口短时显示"s－2"，键入数字，然后按［确认］键。

（7）设定时间提示：依次按［设定］、［定时］键，下窗口短时显示"s－3"，键入数字，然后按［确认］键。

（8）溶出试验：当显示温度达到设定值时，即可按下列步骤开始溶出试验。

篮法：

①将供试固体制剂放入网篮并安装好，取下杯盖，然后按［篮

位]键,使转篮下降。

②到达篮位后立即按[转、停]键,启动篮杆转动,盖上杯盖,并固定。

桨法:

①按[桨位]键,使桨杆下降到桨位。

②按[转/停],启动桨杆转动,将供试品快速投入溶出杯内。

(9)取样:

根据试验具体应用情况,将针头、针垫插入杯盖上的取样孔内,使针头端部位于药典规定取样点位置。取样时间到时,用注射器抽取样品,立即经 0.8 μm 滤膜过滤,取滤液,照各该药品项下规定的方法测定。

(10)结束试验:

①按[转\停]键,使转杆停止转动。

②按[加热]键,使加热器停止工作。

③顺时针拧松取下离合器,按[上升]键,使机头上升到较高位置,取下转杆,冲洗并干燥,放入附件箱中保存。

④切断电源开关。

⑤取出溶出杯,处理废液,清洗干净,收置备用。

(11)结果判断:

符合下述条件之一者,可判为符合规定:

①6 片(粒、袋)中,每片(粒、袋)的溶出量按标示量计算,均不低于规定限度(Q);

②6 片(粒、袋)中,有 1~2 片(粒、袋)低于规定限度,但不低于 Q−10%,且其平均溶出量不低于规定限度;

③6 片(粒、袋)中,有 1~2 片(粒、袋)低于规定限度,其中仅有 1 片(粒、袋)低于 Q−10%,且不低于 Q−20%,且其平均溶出量不低于规定限度时,应另取 6 片(粒、袋)复试;初、复试的 12 片

（粒、袋）中有 3 片（粒、袋）低于规定限度，其中仅有 1 片（粒、袋）低于 Q – 10%，且不低于 Q – 20%，且其平均溶出量不低于规定限度。

有下述条件之一者，可判为不符合规定：

①6 片（粒、袋）中有 1 片（粒、袋）低于 Q – 20%；

②6 片（粒、袋）中有 2 片（粒、袋）低于 Q – 10%；

③6 片（粒、袋）中有 3 片（粒、袋）低于规定限度；

④6 片（粒、袋）的平均溶出量低于规定限度；

⑤初、复试的 12 片（粒、袋）中有 4 片（粒、袋）低于规定限度；

⑥初、复试的 12 片（粒、袋）的平均溶出量低于规定限度。

以上结果判断中所示的 10%、20% 是指相对于标示量的百分率（%）。

二、RCZ – 8B 溶出仪

1. 操作前准备

（1）面对溶出仪正面，右手扶住机头扶手，用左手向右按压机头左侧锁杆按钮，同时将机头缓缓扬起。

（2）将溶出杯放入机座杯架板上的各杯孔中，在杯口处盖上压杯环，用杯孔旁的两个弹簧压杯块压牢杯环（空出一杯孔）。

（3）将蒸馏水从杯孔中注入水箱，并使水位达到红色水位线高度以上。将空出的溶出杯同上法放回杯架板。

（4）将转杆自下向上插入机头底面的各轴孔中，直至转杆底部（桨杆的桨叶或篮杆的三爪卡盘）碰到机头底面。如果是篮杆，将网篮推入篮杆下端的三爪卡簧上。

将测量球放入各溶出杯底部。拉下机头，使机头锁定于水平工作位置，由上向下按压各溶出杯的转杆，使转杆桨叶或网篮底部接触到测量球的顶端。右旋（顺时针）旋紧离合器套筒，完成转杆高度的标定。扬起机头,取出测量球,把溶出液放入溶出杯中。

2. 参数设定

(1)按开机座右侧电源开关。此时,该电源开关上的指示灯应亮,机头液晶显示屏(LCD)显示 3～5s 之后显示主菜单。

(2)按[加热]键,启动循环加热系统。[加热]键左侧的指示灯亮,循环水泵开始转动,水箱后面右上角的进水嘴中有水连续泵入水箱内,30s 后加热器开始加热,LCD 显示屏的温度实测值开始上升(预置温度高于实测值)。

(3)按[确认]键,仪器进入预置状态,LCD 显示屏显示预置菜单。

(4)当某项显示成反白状态表示该项预置值允许更改。如需修改,可通过[▲]和[▼]键改变其数值,按[确认]键确认修改有效,并自动切换下一预置项,可依次设定转速、计时。同法依次设定预置各项值。

(5)按[返回]键由预置状态退出,重新进入主菜单运行状态。

3. 溶出试验

将药片投入溶出杯(桨法,药片放入溶出仪主机上面投药孔内,拉动右侧拉板)或将装有药片的网篮放入溶出杯(转篮法),立即按[转动]键一次,此时,转杆转动,[转动]键左侧的指示灯亮,同时仪器将发出一声长蜂鸣音,同时开始计时。

4. 取样

根据试验具体应用情况,将针头、针垫插入杯盖上的取样孔内,使针头端部位于药典规定取样点位置。取样时间到时,用注射器抽取样品,立即经 0.8 μm 滤膜过滤,取滤液,照各该药品项下规定的方法测定。

5. 清洗和关机

(1)溶出试验完成后,按[转动]键,转动指示灯灭,转杆停止转动。按[加热]键,加热指示灯灭,循环加热系统关闭。

(2)取出溶出杯,清洗干净,备用。

(3)关闭溶出试验仪,做好使用登记。

6. 操作注意事项

(1)切勿在缺水的情况下接通电源!

(2)水箱中尚未注水时,切勿按[加热]键启动加热循环系统。

(3)为尽可能地延长泵的使用寿命,请在使用前安装泵夹,并在使用后立即放松泵夹。

三、STY-1A 渗透压测定仪

1. 开机

首先检查一下仪器的电源是否接好。如果没问题,启动仪器后面板左下部的电源开关。大约 1 min 后,仪器自检完毕,自动进入主菜单。

2. 仪器校准

(1)当仪器进入主菜单所示的主画面后,按[确认/OK]键进入[仪器校准]子画面。此时光标处在"校准仪器零点",否则通过按[▲]、[▼]键使光标移至"校准仪器零点"。

(2)取干净的测定管及干净的取样头,用移液器吸取 100 μL 新沸并放冷的纯水注入测定管中,将该测定管固定在传感器上(或将测定管插入冷穴内),按[确认/OK]键开始"校准仪器零点"。此时传感器会自动下移使测定管插入冷穴内。零点校准完毕后,仪器将自动记录下该校准结果,无论关机与否,该次校准结果都将保留,直到下一次重新校准。

(3)按[返回 ESC]键返回"仪器校准"子画面。按[确认/OK]键进入"选择仪器量程",按[▲]、[▼]键选择 200(人血白蛋白)或 300(静丙)。取干净的测定管及干净的取样头,吸取 100 μL,选择好的标准液。按[返回/ESC]键返回,按[▲]、[▼]键选择"校准仪器量程",按[确认/OK]键,进入校准状态。仪器出现"正在校准量程请稍候"界面。

3. 测量渗透压摩尔浓度

(1)仪器校准完零点及量程后,按[返回/ESC]键返回主画面,通过[▲]、[▼]键选定"测量摩尔浓度"。

(2)取干净的测定管及干净的取样头,用移液器吸取 100 μL 被测溶液,按[确认/OK]键开始测量渗透压摩尔浓度,按[返回/ESC]键终止、取消此次测量,返回上一个画面。

(3)测量结果显示被测溶液的渗透压摩尔浓度值及渗透压比值,按[确认/OK]键将保留测量结果,返回到上一界面,按[返回/ESC]键将显示"是否放弃本次测量—按返回键保留—按确认键放弃",如果按[返回/ESC 键]将保留本次测量结果,如果按[确认/OK]键则放弃当前测量结果。

(4)如果继续测量不同浓度的被测样品须换用新的取样头。两次测量之间应用滤纸轻轻吸拭传感器。当被测量值远离上次量程校准值时,用接近的渗透压摩尔浓度标准液校准量程。如果重复测定一份样品,需重新取样至另一干净的测定管中,因为结冰后再融化过程中,溶质可能已经不是均匀分布于固相与液相中,从而导致过早结晶,影响测定结果的重现性。

4. 结果打印

按[返回/ESC]键返回到初始的主界面后,按[▼]键使光标处在"打印清洗"处,按[确认/OK]键,出现"打印测量结果—清洗冷针"界面,光标处在打印处,通过[▲]、[▼]键选定在打印测量结果处,按[确认/OK]键打印测量结果。

5. 清洗冷针

需要单独或多次清洗冷针时,在打印结果后按[▼]键使光标处在清洗冷针处,按[确认/OK]键,传感器下降至冷穴后,冷针向下运动4次。可将注有清水的测定管事先插入传感器上或放入冷穴内,冷针向下运动时就可以进行清洗。

6. 关机

试验完毕,确认试验数据已打印后,关闭仪器后面的电源开关。关机后,应清洗传感器,清理冷穴、冷室内的冰霜。

四、ZWJ-3 不溶性微粒检测仪

1. 测试操作准备

(1)清洁取样窗口和检品包装表面的灰尘,并用纯化水洗净取样杯、搅拌器进样吸管。

(2)左右轻轻移动搅拌器,使之处于合适位置(小容量注射液检品无需搅拌)。

(3)接通仪器电源,完成自检(按[复位]键或开机后的第一次操作为仪器的自检)。

(4)取一杯纯化水或蒸馏水置入取样窗口,按[5 mL]键反复冲洗进样玻璃狭缝数次。

2. 大容量注射液检测

将检品翻转至少 20 次,开启瓶口,倒掉少许检品冲洗瓶口及取样杯,然后倒入取样杯(不少于取样杯容积的 2/3),放入检品台,静置 2~3 min 待气泡消失后缓慢开启搅拌器,调整搅拌速度(适中),关闭取样窗口门。

3. 全通道测试

(1)仪器应处于全通道测试工作状态,若仪器原处于药典输液标准工作状态,需按[药典标准]键,使仪器回到全通道测试工作状态。

(2)仪器完成自检后,按[5 mL]键,5 mL 测试指示灯亮,检品

开始进样,同时计时器开始计时,待计时停止,表示一次 5 mL 测试结束。一般应测两次,取第 2 次测试数据。

(3)按[选择]键,可观察各个通道测试数据。

(4)按[打印]键,自动打印 6 个通道 5 mL 样品的微粒数和 6 个通道每 1 mL 样品的微粒均数。

4. 药典标准测试($\geqslant 10$ μm、$\geqslant 25$ μm 两个通道的数据)

药典标准测试状态下的测试,其通道选择、取样体积、测试次数是根据《中国药典》和《美国药典》规定的操作而设置的。仪器在该状态下,自动连续进样 3 次,第 1 次弃去,取后 2 次的平均值,在此过程中,[$\geqslant 10$ μm]或[$\geqslant 25$ μm]通道指示灯闪烁。操作方法如下:

(1)按[药典标准]键,[$\geqslant 10$ μm]通道指示灯亮;再按[5 mL]键,5 mL 测试指示灯亮,[$\geqslant 10$ μm]或[$\geqslant 25$ μm]通道指示灯闪烁,检品开始进样测试,计时、计数器开始计时、计数。当计时、计数停止,表示完成一次 5 mL 测试。仪器自动进行 3 次 5 mL 测试,通道指示灯停止闪烁,测试结束。

(2)按[打印]键,即分别打印出第 2、第 3 次 $\geqslant 10$ μm、$\geqslant 25$ μm 的测试数据和两次测试每 1 mL 的微粒均数。

此时若按[药典标准]键,仪器转回全通道测试状态,再按[打印]键,可打印第 2、第 3 次 6 个通道测试数据和 6 个通道两次测试每 1 mL 的微粒均数。

5. 针剂测试

(1)调节样品台位置,移开搅拌器,将仪器进样吸管插入待测的检品容器中,使进样吸管口距检品容器底部约 1 mm。

(2)按[针剂/取消]键,全体指示灯亮,测试开始,计时、计数显示屏开始计时、计数。结束本次测试,按[结束/支数]键,面板计时显示屏则显示测试支数 001;如需连续测试,应使用[暂停]键,可更换安瓿连续测试,累计计数。连续测试完毕,按[结束/支数]键结束测试,计时显示屏显示001,再反复按动[结束/支数]键,显示屏显示"设定所需测试支数"。(可设定1~30支,打印结果会自动除以该支数,求出每支针剂的微粒含量)

(3)在连续检测过程中,如需取消当前测试的一组无效数据,可按[暂停]键暂停测试,再按[针剂/取消]键取消。(药典标准规定需剔除第一组数据)

(4)按[选择]键,观察各通道测试结果。

(5)按[打印]键,打印全通道测试结果。

6. 注射用无菌粉末

供静脉注射用无菌粉末及注射用浓溶液,除另有规定外,取供试品(不少于3个容器)用水将容器外壁洗净,小心打开瓶盖加入适量微粒检查用纯化水或者蒸馏水,小心盖上瓶盖,缓缓振摇使内容物溶解,超声处理(80~120W)30 s脱气,容器放置于拖架上不加搅拌,之后检测方法和以上小针剂测试操作方法一致。

7. 测试结束后整理

每天测试结束后,都要用洁净水或清洁液清洗进样玻璃狭缝及管路。

8. 注意事项

(1)测试过程中,仪器应远离电磁干扰源(例如移动电话等),防止磁场干扰仪器计数。

(2)严禁测试自来水等未经滤膜滤过的检品,以免引起进样玻璃狭缝堵塞。

(3)在测试过程中,搅拌速度不应过快,进样针头应尽量接近样品容器底部,与液面距离不少于1 cm,以免产生气泡影响测试数据。

(4)检品在测试过程中会产生微小的气泡,堆积在进样玻璃狭缝及管壁上,当气泡堆积到一定程度时,将导致计数异常,表现为计数不稳定或数据偏大。此时应采用"排气法"将气泡清除。

五、WZZ - 2B 自动旋光仪

1. 仪器的性能

(1)测量范围: $-45°\sim +45°$;

(2)准确度: $\pm(0.01° + 测量值 \times 0.05\%)$;

(3)读数重复性: $\leqslant 0.01°$;

(4)最小读数: $0.002°$;

(5)光源:钠单色光源,波长: 589.3 nm。

2. 操作方法

(1)开机:打开电源,仪器预热 20 min,钠灯在交流工作状态下起辉,经 5 min 钠灯激活后,开始发光稳定。

(2)按[测量]键,显示屏显示"0.000"。

(3)空白清零:用空白溶液润洗旋光管 2~3 次,装满旋光管,放入样品室,盖上箱盖,待示数稳定后,按[清零]键。旋光管中若有气泡,应先让气泡浮在凸颈处;通光面两端的雾状水滴,应用吸水纸擦干。

(4)测量:取出旋光管,用供试液润洗旋光管 2~3 次,装满旋光管,放入样品室,旋光管按相同的位置和方向放入样品室,盖好箱盖,仪器将显示该样品的旋光度,此时指示灯"1"点亮;按[复测]键一次,指示灯"2"点亮,表示仪器显示第一次复测结果,再次按[复测]键,指示灯"3"点亮,表示仪器显示第二次复测结果。按[123]键,可切换显示各次测量的旋光度。按[平均]键,显示平均值。

(5)使用完毕,依次关闭光源、电源灯。

3. 注意事项

（1）仪器应安放在干燥的地方，避免经常接触腐蚀性气体，防止受到剧烈的振动。经过一段时间使用之后由于外界环境的影响，仪器的光学系统表面可能积灰或发霉，影响仪器性能，可用小棒缠上脱脂棉花蘸少量无水乙醇或醋酸丁酯轻轻揩擦，光学零件一般勿轻易拆卸。光学零部件一经拆卸就破坏了原来的光路，必须重新调整，否则仪器性能将受影响甚至无法工作。若因故必须拆卸更换光学零件，应送厂家解决。

（2）实验完毕后，试管用饮用水冲洗干净，然后用纯化水冲洗3遍，自然晾干；仪器用抹布擦净，罩上布罩以防灰尘。

（3）每次测定前应以溶剂作空白校正，测定后，再校正1次，以确定在测定时零点有无变动。若第2次校正时发现零点有变动，则应重新测定旋光度。

（4）配制溶液及测定时，均应调节温度至（20±0.5）℃（或各品种项下规定的温度）。

（5）供试物质的溶液应充分溶解，供试液应澄清。

（6）物质的比旋度与测定光源、测定波长、溶剂、浓度和温度等因素有关。因此，表示物质的比旋度时应注明测定条件。

图书在版编目（CIP）数据

药物检测技术实训教程 / 王缨主编. -- 济南；山东人民出版社，2014.8
ISBN 978-7-209-08675-2

Ⅰ. ①药… Ⅱ. ①王… Ⅲ. ①药品检定—教材 Ⅳ. ①R927.1

中国版本图书馆 CIP 数据核字(2014)第 189667 号

责任编辑:常纪栋

药物检测技术实训教程
王 缨 主编

山东出版传媒股份有限公司
山东人民出版社出版发行
社 址:济南市经九路胜利大街 39 号　邮 编：250001
网 址:http://www.sd-book.com.cn
发行部:(0531)82098027 82098028
新华书店经销
日照市恒远印务有限公司印装

规 格　16开（169mm×239mm）
印 张　9.75
字 数　220千字
版 次　2014 年 8 月第 1 版
印 次　2014 年 8 月第 1 次
ISBN 978-7-209-08675-2
定 价　22.00 元

如有质量问题，请与印刷厂调换。电话：(0633)8285999